KB022349

내장지방 빼는 최강의 비결

내장지방 빼는 최강의 비결

15kg 감량, 체지방률 10%, 56살 의사가 알려주는 2주 솔루션

이케타니 도시로 지음 | 문혜원 옮김

길벗

내장지방 빼는 최강의 비결

초판 1쇄 발행 2020년 5월 25일
초판 2쇄 발행 2020년 8월 24일

지은이 이케타니 도시로
옮긴이 문혜원
발행인 이종원
발행처 ㈜도서출판 길벗
출판사 등록일 1990년 12월 24일
주소 서울시 마포구 월드컵로 10길 56
대표전화 02-332-0931 | **팩스** 02-323-0586
홈페이지 www.gilbut.co.kr | **이메일** gilbut@gilbut.co.kr

기획 및 책임편집 최선애(ai@gilbut.co.kr) | **제작** 이준호, 손일순, 이진혁
영업마케팅 김학흥, 장봉석 | **웹마케팅** 이수미, 최소영 | **영업관리** 김명자, 심선숙 | **독자지원** 송혜란, 홍혜진
편집진행 이명애 | **북디자인&전산편집** 디박스 | **인쇄 및 제본** 예림인쇄

ISBN 979-11-6521-148-6 03510
(길벗도서번호 061007)

이 도서의 국립중앙도서관 출판예정도서목록(CIP)은 서지정보유통지원시스템 홈페이지(http://seoji.nl.go.kr)와 국가자료종합목
록 구축시스템(http://kolis-net.nl.go.kr)에서 이용하실 수 있습니다. (CIP제어번호 : CIP2020017793)

값 14,500원

독자의 1초를 아껴주는 정성 길벗출판사

길벗 | IT실용서, IT/일반 수험서, IT전문서, 경제실용서, 취미실용서, 건강실용서, 자녀교육서
길벗이지톡 | 어학단행본, 어학수험서
길벗스쿨 | 국어학습서, 수학학습서, 유아학습서, 어학학습서, 어린이교양서, 교과서
더퀘스트 | 인문교양서, 비즈니스서

나는 30대보다
50대인
지금의 인생이
훨씬 더 즐겁다

배불뚝이 체형으로 사는 일은
인생의 반을 낭비하는 것과 다름없다!

세월과 함께 튀어나오는 배, 늘어나는 허리 사이즈, 구멍을 한 칸씩 늘려 끼우게 되는 벨트. 배가 나오면 전형적인 중년층으로 보인다. 스스로 의식하지 않는다 해도 비만, 배불뚝이 체형은 인생에 그림자를 드리운다. 또 무엇을 하든 소극적인 자세를 취하게 되며, 자신감을 잃어 인생을 충분히 즐기지 못한다. '겨우 겉모습 하나로'라고 생각할지도 모르겠으나 겉모습은 의외로 꽤 중요하다.

뚱뚱한 사람과 날씬한 사람의 인생에는 큰 차이가 있다.

36살, 173cm, 79kg이었던 나

"날씬한 이케타니 선생님이 하실 말씀은 아니지 않나요?"

"뚱뚱한 사람의 심정을 알고는 계세요?"

이렇게 되물을 수 있겠지만 그렇지 않다. 나 자신이 배불뚝이 체형으로 인해 상당히 고민했기 때문에 말할 수 있다. 지금에야 "날씬하고 어려 보이세요", "날씬한 근육남이시네요" 하고 사탕발림일지언정 종종 칭찬을 받고 있지만, 예전에는 꽤 뚱뚱했고 전형적인 중년 체형이었다. 그 증거가 다음 쪽의 사진이다. 당시 나는 36세였고 둘째 아들이 막 태어난 시기였다. 별로 떠올리고 싶지 않은 과거지만, 당시 체중은 80kg을 목전에 둔 79kg이었다. 키가 173cm이니 완전한 비만이었다. 그것도 엄청난 배불뚝이여서 내장지방도 상당했다. 혈관 연령은 45세였다. 건강에 위험이 생길 가능성이 꽤 높은 상태였다. 그 시절 나는 내 모습이 아저씨로 변해 가는데도 아직 20대 시절과 별반 차이 없다고 여겼다. 패션에는 그나마 흥미가 있었으나 안타깝게도 살이 찌니 입을 수 있는 옷이 한정되었다.

무엇을 입어도 맵시가 나지 않아 볼품이 없었다. 이제 와서 돌이켜보면, 스스로에게 자신감이 없었고 외출을 한다거나 사람들을 만나는 일에 소극적이었던 것 같다. 그 시절 앨범을 펼쳐보면 내가 나온 사진은 별로 없다. 나는 스스로 인생을 반쯤 포기한 상태였다.

하지만 그 후 굳게 마음을 먹고 다이어트를 시작했고,

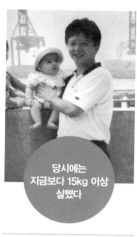

당시에는 지금보다 15kg 이상 살쪘다

나이	36세
체중	79kg
혈관 연령	45세

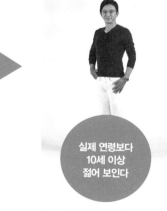

실제 연령보다 10세 이상 젊어 보인다

나이	56세(현재)
체중	64kg(-15kg)
혈관 연령	28세(-17세)

15kg 감량에 성공했다. 그러자 인생이 달라졌다. 세련된 옷차림에 흥미가 생기기 시작했고, 젊은 사람들과 함께 하는 식사 자리도 즐겁게 어울리게 되었다. 취미로 해오던 테니스 실력이 더욱 늘었고, 골프 비거리도 눈에 띄게 늘었다. 무엇을 하든 도전해 봐야겠다는 의욕이 샘솟았다. 예전과 같이 뚱뚱한 체형이었다면, 지금처럼 TV프로그램이나 강연회에 나가서 건강을 안내하는 일은 도저히 해내지 못했을 것이다.

내 인생은 극적으로 즐거워졌다.

건강을 해치는 원흉, 무서운 내장지방

잔뜩 쌓인 내장지방은 보기에도 흉하지만, 더 무서운 점은 건강을 해치는 원흉이 된다는 것이다.

비만에는 두 종류가 있다. 하나는 '피하지방형 비만'으로 몸 전체에 지방이 붙는 타입이고, 또 하나는 '내장지방형 비만'으로 배 주변에 지방이 붙는 타입이다.

- 피하지방은 '피부 밑에 붙는 지방'
- 내장지방은 '내장 주변에 붙는 지방'

두텁게 쌓인 내장지방은 건강에 해로운 물질을 방출한다고 알려져 있다. 최근 들어 과하게 축적된 피하지방도 유해하다는 사실이 밝혀졌다. 간이나 심장 등 장기에 직접 쌓이는 이소성지방도 많이 쌓이면 심각한 병을 초래한다. 지방은 에너지원으로 중요한 역할을 하지만, 너무 많이 쌓이면 병에 걸릴 위험을 높인다.

하지만 이 말에, '그래. 바로 다이어트를 해야겠어!'라는 마음이 드는가? 딱히 의욕이 생기진 않을 것이다. 나도 예전에는 "특히 내방지방은 무섭습니다"라고 환자에게 반은 협박조로 말하며, 다이어트에 동기 부여를 해주고자 했다.

당뇨병이나 고혈압 등 생활습관병을 개선하려면 치료에만 기댈 게 아니라 생활 습관도 개선해야 한다. 내가 아무리 "이 약을 복용하세요" 하고 투약 치료를 권해도, 환자가 의욕적으로 생활 습관을 바꾸지 않으면 어쩔 도리가 없다. 그래서 내장지방이 건강을 해치는 증거를 데이터로 보여주곤 하는데도 환자들은 좀처럼 의욕을 보이지 않는다.

시각적으로 설득하기 위해 동맥경화가 진행 중인 혈관 그림이나 모형을 보여주고, 환자의 경동맥 초음파 영상을 비교해 보여준 적도 있다. "환자분 혈관은 이미 동맥경화가 진행된 상태예요"라고 심각한 어조로 협박하듯 설명하면, 비로소 치료에 적극적인 자세를 취한다.

그러나 동맥경화를 일으키는 대사증후군을 개선하고 꾸준히 예방하는 일은 결코 쉽지 않다. 대사증후군을 구성하는 생활습관병은 뇌졸중이나 심장병, 더 나아가 암 등의 중대한 질환의 원인이 되는데 자각 증세는 잘 나타나지 않는다. 그래서 내장지방이 쌓이지 않는 생활을 하도록 꾸준히 노력하기가 어렵다.

사람은 칭찬을 받으면 의욕이 생긴다

고민 끝에 어느 날부터 방법을 바꿨다. 칭찬과 함께 유도하는 방식을 취하기로 한 것이다.

"더 젊어지고 멋있어지셨어요!"

"예전과 전혀 달라지셨네요!"

이렇게 칭찬했더니 환자들은 갑자기 의욕을 보이기 시작했다.

최근 우리 병원을 찾는 환자들 중 대사증후군 탈출에 성공한 이들이 계속 늘고 있다. 배가 튀어나왔던 사람이 어느새 날씬해지면 정상 수치를 벗어났던 검사 데이터도 점점 좋아진다. 또 모처럼 살이 빠졌으니 복근도 단련해 보자고 권유하면 열심히 운동한 후 "선생님, 복근이 생겼어요" 하고 기쁜 표정으로 이야기해 주는 사람도 있다. 솔직히 병원 다니는 게 그닥 즐거운 일이 아닐 텐데, 대사증후군 탈출과 회춘에 성공한 환자들은 '여기에 오는 것이 즐겁다'고 말하며 우리 병원에 다니고 있다.

날씬해지면 사람들이 칭찬해 준다!

연령과 상관없이 누구에게나 흑심이 있다고 생각한다. 남성이라면 여성에게 인기 있고 멋지다는 칭찬을 받고 싶은 마음이 반드시 있게 마련이다. 여성도 나이와 관계없이 근사하다, 어려 보인다는 말을 들으면 기뻐한다. 80대 여성이라도 "그 연령대로는 전혀 보이지 않으세요"라는 말에 미소가 번져 얼굴이 화사해진다.

날씬하고 탄력 있는 몸을 얻게 되면 인생은 놀라울 정도로 즐거워진다. 호감이 가는 사람에게 같이 식사하자고 제안하거나, 젊은 사람들에게 술 한잔하자고 청하는 것도 한결 쉬워진다. 만약 배가 툭 튀어나온 아저씨가 이런 말을 했다가는 수상쩍게 여기며 경계부터 할 것이다. 또 날씬해지면 멋내는 일도 수월해진다. 비싼 브랜드 옷 대신 스파 브랜드 매장에서 산 티셔츠와 청바지만 입어도 제법 맵시가 난다. 그래서 돈도 별로 들지 않는다. 그러니 먼저 흑심을 동기 삼아 날씬한 몸을 만들어보자.

흔히 100세 시대라고 말하는데, 앞으로는 장수하는 사람이 압도적으로 늘어날 것이다. 오래 살면 좋지만 살이 많이 찌거나 생활습관병으로 인해 무릎이 아파 제대로 걷지 못한다면 인생의 황혼기를 즐길 수 없다. 날씬한 몸으로 씩씩하고 경쾌하게 외출하는 생동감 넘치는 나날을 보내고 싶지 않은가.

한 가지 팁을 드리자면, 내장지방을 줄여 건강수명을 늘리겠다는 목표보다는 '호감도를 높이자, 인기 많은 사람이 되자'라는 마음을 동기 삼는 편이 좋다고 본다.

날씬해지면 인생이 바뀐다. 날씬해지면 인생이 빛나기 시작한다. 이 점을 실감하면 뚱뚱한 몸이 인생에 있어서 얼마나 큰 손해인지 깨닫게 될 것이다.

내 인생이 바뀌었다!

나도 30대보다 50대인 지금의 인생이 훨씬 즐겁다.

환자들을 보아도 여실히 느껴진다. 날씬해진 후 반짝반짝 빛나는 인생을 손에 쥐고 나면 요요현상은 생길 수가 없다. 인생의 즐거움과 기쁨을 맛보면 원래 체형으로는 다시는 돌아가고 싶지 않아진다.

앞으로의 인생을 이대로 포기한 채 배불뚝이 아저씨, 전형적인 중년 체형의 아줌마로 지낼 텐가? 아니면 탄력 있고 날씬한 스타일을 뽐내며 인생을 활기차게 보내겠는가?

내가 주장하는 다이어트는 '인생을 즐기기 위한 다이어트',

'빛나는 인생을 보내기 위한 다이어트'다. 인생을 더욱 만족스럽게 보내보지 않겠는가.

날씬한 몸을 만들도록 함께 노력해 보자.

차례

첫째마당

무서운 내장지방의 열 가지 위험!
당신은 안전한가?   49

대체 내장지방이란 무엇일까? 먼저 알아야 할 Q&A 10

새삼 묻기 민망한
열 가지 기초적인 의문과 답변을
한자리에 모았다!

내장지방은 건강을 해치는 원흉이라고 소개했다.
내장지방이 왜 몸에 해로울까? 대체 내장지방이란 무엇인가?
이 장에서는 내장지방에 대해 환자들이 자주 묻는 질문을 모아
Q&A 형식으로 이해하기 쉽게 설명한다.

대체 내장지방이란 무엇인가?

지방은 세 종류가 있는데, 내장지방의 특징은 배가 툭 튀어나오는 것이다.

흔히들 지방이라고 말하는데, 지방에는 세 종류가 있다.

1 | 피하지방

문자 그대로 피하, 즉 피부 바로 밑에 쌓이는 지방이다. 체온을 유지하고, 에너지를 축적하는 등 외부 충격으로부터 신체를 보호하는 쿠션 역할을 한다.

2 | 내장지방

배 주변에 쌓이는 지방이다. 바로 이 내장지방으로 인해 배가 툭 튀어나온다. 그래서 허리둘레는 대사증후군을 진단하는 기준이 된다.

3 | 이소성지방

피하지방, 내장지방에 이어 '제3의 지방'이라 불린다. 피하지방이나 내장지방이 더 이상 쌓일 수 없을 만큼 축적되고 남은 지방이 본래는 쌓이기 힘든 부위에 축적된 것이다. 심장·간 등의 장기, 장기 주변, 근육에 쌓인다.

이 세 가지를 합쳐 체지방이라고 한다.

살찐 사람은 모두 내장지방이 많을까?

비만에는 서양배형 비만과 사과형 비만이 있다.

　지방에 대해 이야기했는데, 비만은 체지방이 과하게 쌓인 상태를 뜻한다. 체중, 즉 몸무게와 상관없이 체지방이 얼마나 쌓였는지가 문제다. 또 비만에는 피하지방형 비만과 내장지방형 비만이 있는데, 다음과 같이 부르기도 한다.

- **피하지방형 비만 = 서양배형 비만**
- **내장지방형 비만 = 사과형 비만**

　살이 쪘다고 해서 무조건 내장지방이 많다고 볼 수는 없다. 살이 쪘어도 내장지방이 별로 없는 사람이 있는가 하면, 내장지방과 피하지방 둘 다 제법 쌓인 사람도 있다. 일반적으로 내장지방형 비만은 주로 남성에게 나타난다고 알려졌다. 또 내장지방은 나이가 많아지면 더욱 쉽게 쌓인다. 이에 비해 여성은 피하지방형 비만이 많으며, 주로 허리부터 허벅지 사이에 피하지방이 붙는다.

하지만 여성도 과식과 운동 부족으로 내장지방이 늘어나면 배가 툭 튀어나오는데, 이런 현상은 특히 폐경 후에 두드러진다. 내장지방 축적에 영향을 미치는 요인은 연령, 성별 외에 인종에 따라서도 차이가 있다고 알려졌다. 동양인은 서양인에 비해 내장지방이 쉽게 쌓이는 편이다.

CHCEK IT!

일반적으로 남성은 내장지방이, 여성은 피하지방이 쌓이기 쉬우나
여성도 폐경 후에는 내장지방이 늘어 배가 툭 튀어나오기 쉽다.

피하지방형 비만과 내장지방형 비만

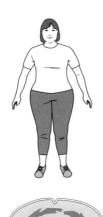

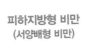

피하지방형 비만
(서양배형 비만)

배뿐만 아니라 엉덩이,
위팔, 허벅지 등 전신에
지방이 쌓이는 타입

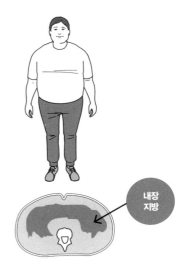

내장
지방

내장지방형 비만
(사과형 비만)

허리 사이즈 남성 90cm 이상,
여성 85cm 이상
복부 안에 지방이 쌓여 배가 볼록 나온 타입

비만 유형별 남녀 비율

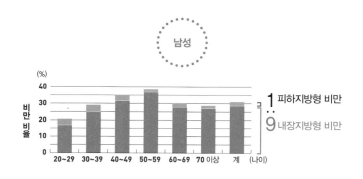

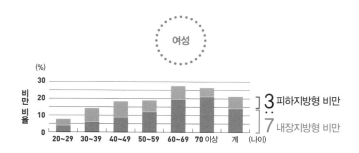

출처 : 일본 후생노동성, 〈2010년 국민건강·영양조사보고〉

내장지방은 배 어느 부분에 쌓일까?

배 안의 '장간막'이란 막에 축적된다.

　내장지방이라고 하면 '위나 간에 끈적끈적하게 들러붙은 지방' 이미지를 떠올릴 수 있으나 실제로는 그렇지 않다. 복부의 단면을 보면 피하지방 밑에 복근이 있는데 그 밑에 쌓이는 것이 내장지방이다. 위나 장 주변에는 장간막이라는 막이 있어 장기를 고정시키는 역할을 한다.

　내장지방은 이 장간막에 축적된다. 내장지방이 늘어 복부가 지방으로 채워지면 점차 배불뚝이 상태가 된다.

내장지방은 어디에 쌓일까

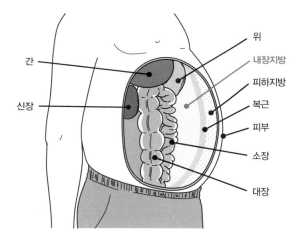

간

신장

위

내장지방

피하지방

복근

피부

소장

대장

내장지방은 스스로 측정할 수 있을까?

간편하게는 줄자로도 잴 수 있다.

내장지방을 정확히 잴 때는 전용 기구를 사용하지만, 혼자 간편하게 잴 수도 있다. 내장지방은 허리둘레와 관계가 있으므로 허리둘레를 재서 예측해 볼 수 있다. 36쪽의 도표를 참고해 BMI도 계산해 보자. 아래 수치 이상이면 내장지방형 비만으로 볼 수 있다.

- **허리둘레 남성 90cm 이상, 여성 85cm 이상**
- **BMI 25 이상**

위 수치를 내장지방 면적으로 환산하면 거의 $100cm^2$ 이상에 달한다. 일반적으로 사람은 나이가 들면 체중이 증가한다.

20세 이후에 늘어난 체중은 대부분 지방이다. 게다가 내장지방일 가능성이 높다.

여러분은 스무 살 때보다 체중이 늘었는가? 10kg 이상 늘었다면 주의할 필요가 있다. 이 책을 계기로 다이어트에 힘써보자.

BMI 계산법

BMI=체중(kg)÷신장(m)÷신장(m)	
BMI	**비만도**
18.5 미만	저체중(마름)
18.5~25 미만	보통체중
25~30 미만	비만(1도)
30~35 미만	비만(2도)
35~40 미만	비만(3도)
40 이상	비만(4도)

일본비만학회 기준

내장지방의 지표, 허리둘레를 재보자!

■ 허리둘레 측정법 ■

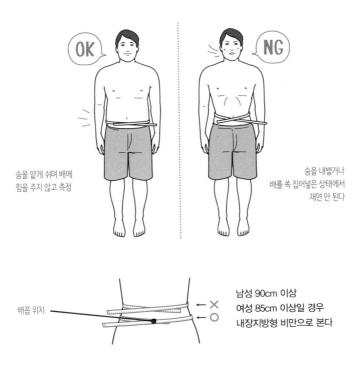

OK

숨을 얕게 쉬며 배에
힘을 주지 않고 측정

NG

숨을 내뱉거나
배를 쏙 집어넣은 상태에서
재면 안 된다

배꼽 위치

× ○

남성 90cm 이상
여성 85cm 이상일 경우
내장지방형 비만으로 본다

주의점 · 허리둘레는 복부 중 가장 가느다란 부분이 아니다.
· 배꼽 주변을 수평으로, 줄자가 복부를 조이지 않도록 측정하자.

날씬한 사람은 내장지방을
걱정하지 않아도 될까?

내장지방의 양은 육안으로 알 수 없다. 보이지 않는 비만이 정말 위험하다.

혹시 '나는 날씬하니까 내장지방은 걱정하지 않아도 돼'라고 생각하진 않는가? 하지만 실제로는 그렇지 않은 경우가 있다. BMI나 줄자로 재는 허리둘레로는 내장지방이 얼마나 많은지 정확히 평가할 수 없을 때도 있기 때문이다. 일례를 들어보자.

회사원 A는 키 173cm에 체중이 67kg이다. 겉으로 보면 전혀 뚱뚱하지 않고 BMI도 22로 표준치다. 그런데 A는 내장지방이 125cm²로 내장지방형 비만이다. 한편 럭비 선수인 B는 키 176cm에 체중이 96kg다. BMI는 31로 비만 부류에 포함된다. 그런데 B의 내장지방은 75cm²다. A보다 BMI는 10 이상 높은데 내장지방은 적다. 체지방률도 17%로 전혀 비만이 아니다. 이는 B가 운동을 하며 몸을 단련시키는 과정에서 근육이 붙었기 때문이다. 반면 A는 운동을 거의 하지 않아서 근육은 적고 지방이 많았다. 보이지 않는 지방은 겉모습만으로 알아차리기 어렵다. 여러분은 어떠한가?

날씬하더라도 안심은 금물! 숨어 있는 지방에 주의하자!

겉모습만으로는 내장지방이 얼마나 되는지 파악하기 어려운 경우도 있다.
누구든 보이지 않는 지방의 위험을 안고 있다. 주의하자.

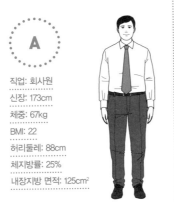

A

직업: 회사원
신장: 173cm
체중: 67kg
BMI: 22
허리둘레: 88cm
체지방률: 25%
내장지방 면적: 125cm²

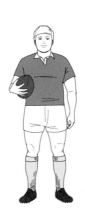

B

직업: 럭비 선수
신장: 176cm
체중: 96kg
BMI: 31
허리둘레: 88cm
체지방률: 17%
내장지방 면적: 75cm²

건강검진 결과 '대사증후군 예비군' 판정을 받았다. 대사증후군이란?

내장지방에 더해 혈류, 혈압, 이상지질 중 기준치를 2개 이상 초과한 상태다.

대사증후군! 일상생활 중 흔히 듣는 단어다. 하지만 대사증후군의 기준을 알고 있는 사람은 의외로 적은 것 같다. 대사증후군은 내장지방이 축적되는 과정에서 지질, 혈압, 혈당 중 2개 이상의 항목이 기준치를 초과한 상태를 뜻한다. 나중에 자세히 서술하겠지만 대사증후군은 동맥경화를 유발할 가능성이 상당히 높고, 건강상으로도 매우 위험한 상태다. '예비군'으로 진단받았다면 필시 내장지방으로 인해 혈압, 혈당, 지질 중 한 항목이 이상을 보인 상태로 예측된다. 사실 대사증후군 예비군에 속한 사람은 꽤 많다.

일본 후생노동성 조사 결과에 따르면 40~74세 연령대의 남성은 2명 중 1명이, 여성은 5명 중 1명이 대사증후군이 강하게 의심되는 고위험군 또는 예비군에 속하는 것으로 파악된다. 또 일본 전체를 보면 대사증후군 해당자는 약 960만 명, 예비군은 약 980만 명으로 추산된다(우리나라의 경우 2012년 3월 보건복지부 발표에 따르면, 30세 이상 성인 인구의 대사증후군 유병률은 28.8%에 이르고, 대사증후군 구성 요소 중 1개 이상에서 기준치를 초과한 대상자는 73.7%에 달한다 – 옮긴이).

본격적인 대사증후군으로 발전하기 전에 생활 습관을 개선하도록 노력하자.

내장지방은 없애기 힘들까?

내장지방은 쉽게 쌓이지만 조금만 노력해도 확 줄어든다!

툭 튀어나온 배를 보고 '이 지방들을 없애려면 정말 힘들 겠군', '약간의 노력으로는 어림도 없을 거야' 하고 겁에 질려 지레 포기한 사람이 있을지도 모르겠다. 하지만 안심해도 좋 다. 내장지방은 없애기 쉽다.

내장지방은 과식, 운동 부족에 의해 급속하게 축적된다. 반면에 식사 개선이나 운동 등 에너지 소모를 통해 확 줄어들 기도 한다.

다음 쪽의 그래프를 살펴보자. 감량을 시작한 후 내장지 방과 피하지방의 변화를 그래프로 나타낸 것이다. 겨우 15일 만에 내장지방이 감소한 사실을 알 수 있다. 이에 비해 피하 지방은 15일 정도로는 줄어들지 않는다.

내장지방은 식사나 운동 등 작은 노력만으로도 없앨 수 있다. 어떠한가? 희망이 보이지 않는가?

감량 초기에 나타난 내장지방과 피하지방의 변화

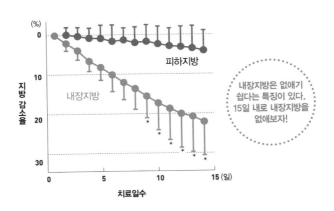

*P < 0.05 (P값이 0.05보다 낮을수록 통계가 유의미하다고 본다)

출처 : Li Y, et al. 〈Exp Biol Med〉 228(2003), 1118-23쪽을 참고해 그래프 제작

내장지방을 단기간에 없애려면 식사를 걸러야 할까?

극단적인 식사 제한은 요요현상을 불러올 뿐 아니라
건강을 해치기 때문에 절대 해서는 안 된다.

'내장지방을 없애자', '날씬해지자'라고 처방하면, 참아가면서 굶는 다이어트를 하는 사람이 있다. 이렇게 하면 절대 안 된다. 식사를 극단적으로 줄이면 지방과 함께 근육도 없어진다.

게다가 정상적인 식사로 되돌아가면 근육이 줄어든 자리에 지방이 붙는다. 자세히는 99쪽(사르코페니아 비만)에서 다루겠지만, 이 상태는 건강상 매우 위험하다. 게다가 굶는 다이어트는 지속하기 어렵다. 다이어트는 무리하지 않는 선에서 꾸준히 해야 성공할 수 있다. 내 자신의 경험을 돌이켜봐도 이는 명백한 사실이다.

굶는 대신 현명하게 먹어가며 날씬해지자.

내장지방을 없애려면 복근을 길러야 하나?

내장지방은 운동만으로 빠지지 않는다.
'식생활 개선+운동'으로 요요현상 없는 체질을 만들자.

툭 튀어나온 배를 집어넣기 위해 열심히 복근 운동을 하는 사람들이 있다. 주변에서 흔히 볼 수 있지만, 아쉽게도 일반적인 복근 운동으로는 내장지방이 줄어들지 않는다. 여기서 말하는 복근 운동은 무릎을 고정시키고 팔을 머리 뒤로 깍지 껴서 상반신을 90도까지 들어올리는 윗몸일으키기 운동을 말한다.

이 운동은 복근 대신 허벅지 근육을 주로 사용해 일어나야 한다. 오히려 공차기나 무릎차기에 가까운 운동이다. 허벅지는 단련되지만 툭 튀어나온 배를 없애기는커녕 복근도 잘 생기지 않는다.

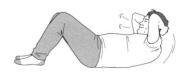

복근을 키우는 운동은 176쪽에서 소개한다.

툭 튀어나온 배를 없애려면 식생활 개선과 운동을 병행하는 것이 가장 쉬우면서도 효과적이다.

내장지방은 얼마나 빨리 없앨 수 있을까?

우선 한 달간 노력해 보자!

내장지방은 얼마 동안이나 노력해야 없앨 수 있을까? 자주 받는 질문이다. 지방이 얼마만큼 쌓였는지, 식사나 생활 습관 개선을 어떻게 했는지에 따라 다르지만, 일례로 다음과 같은 조사 결과가 있다.

다음 쪽에 실린 표는 도쿄도 내에서 근무하는 사무직 남성 7명(25~57세)을 대상으로 감량을 지도한 결과다. 하루 1만 보 보행 및 식사 조절로 감량 지도를 실시했다. 감량 전 평균 내장지방은 145.7cm²로 상당한 비만이었다. 하지만 4개월 후에는 약 123cm²로 23cm²나 감소했다. 체중도 평균보다 약 3kg 줄었다. 노력하면 그만큼 쉽게 결과가 나온다. 그러니 83쪽의 '체중·허리둘레 체크리스트'를 참고하여 우선 한 달

간 노력해 보자! 내장지방이 감소하면 허리둘레도 눈에 띄게
줄어들어 다이어트가 즐거워진다.

감량 전후 보행수, 섭취 칼로리, 체중, 피하지방 면적, 내장지방 면적의 변화

	감량 전	감량 후	변화량
보행수 (보/일)	6,914 ±2,260	11,714 ±1,800	4,800 ±1,450
섭취 칼로리 (kcal/일)	2,401 ±663	2,012 ±514	−389 ±619
체중 (kg)	78.2 ±11.0	75.3 ±10.5	−2.9 ±2.9
피하지방 면적 (cm²)	201.4 ±64.2	193.9 ±74.3	−7.5 ±14.0
내장지방 면적 (cm²)	145.7 ±37.4	122.9 ±48.0	−22.8 +21.5

출처 : Imaizumi, et al. 〈Bulletin of the Physical Fitness Research Institute〉

무서운 내장지방의
열 가지 위험!
당신은 안전한가?

열 가지 위험이 도사리고 있는
내장지방

내장지방을 무시할 수 없는 이유는 외관상 보기 좋지 않은 것 말고도
우리 몸에 악영향을 끼쳐 각종 병에 걸릴 위험을 높이기 때문이다.
체지방 중에서도 내장지방은 특히 질이 안 좋다.
이 장에서는 왜 내장지방으로 인해 건강을 해치게 되는지,
어떤 병에 걸릴 위험이 높은지를 열 가지 항목으로 요약한다.

내장지방은
고혈당, 당뇨병을 불러일으킨다

생활습관병을 대표하는 당뇨병과 식사 후 혈당 수치가 지나치게 높아지는 식후 고혈당, 둘 다 내장지방으로 인해 생길 수 있는 병이다. 내장지방이 늘어나면 인슐린 작용이 약해진다. 인슐린은 췌장에서 분비되는 호르몬으로, 전신 세포에 혈중 당분(혈당)을 주입하며 혈당 수치를 낮춘다. 그렇다면 왜 내장지방이 늘어나면 인슐린 작용이 약해질까? 몇 가지 이유가 있다.

먼저 지방 축적으로 커진 지방 세포에서 분비되는 생리활성물질인 아디포사이토카인(adipocytokine)의 일종인 TNF-α와 레지스틴(resistin)을 꼽을 수 있다. 이 두 물질은 인슐린의 작용(세포에 혈당을 주입하는)을 방해하는 나쁜 아디포사이토

51

카인이라 할 수 있다. 이와 더불어 세포에 혈당을 주입하도록 촉진하는 좋은 아디포사이토카인의 일종인 아디포넥틴(adiponectin)의 분비량이 감소한다.

즉, 인슐린 작용을 두 배로 방해한다.

인슐린 작용이 원활하지 못하면 식후 혈당이 비정상적으로 높아진다. 따라서 우리 몸은 '인슐린을 내보내야 해!' 하고 더 많은 인슐린을 분비한다. 과다하게 분비된 인슐린은 서서히 혈당을 낮추기 때문에 오히려 저혈당이 발생할 수 있다. 제어 능력을 잃은 혈당 수치가 식후, 롤러코스터마냥 오르락내리락하면 피로감과 공복감 등의 자각 증상이 나타난다. 이로 인해 몸을 더 움직이지 않게 되고 과식을 하게 되어, 내장지방 축적과 인슐린의 관계는 더 악화되고 만다.

더욱 심각한 문제는 인슐린은 지방 세포에 지방을 축적한다는 사실이다. 그래서 인슐린이 과다 분비되면 내장지방도 늘어난다. 이 상태가 오래 지속되면 결국 췌장의 인슐린 분비 능력도 한계에 달한다. 그렇게 되면 식후는 물론 공복에도 혈당 수치가 높아지는 당뇨병(2형 당뇨병)이 진행된다. 당뇨병의 전 단계인 당뇨 예비군 상태라도 식후 고혈당이 동맥경화,

치매, 암에 걸릴 위험을 높인다는 사실이 밝혀져 최근 심각한
문제가 되고 있다.

내장지방은 고혈압을 초래한다

 과다하게 분비된 인슐린은 다른 문제도 일으킨다. 바로 고혈압이다. 인슐린과 고혈압은 언뜻 생각하면 별다른 관련이 없어 보이지만 실상은 그렇지 않다.

 과다하게 분비된 인슐린은 교감신경을 자극해 고혈압을 초래한다. 그리고 크기가 커진 지방 세포에서는 혈관을 수축시키는 아디포사이토카인이 분비되는데, 이 또한 혈압을 높이는 원인 중 하나다.

 중장년층이 되면 고혈압 증세를 보이는 사람이 상당히 많아진다. 고혈압을 방치하면 뇌졸중이나 심장병 등 무서운 질환이 발생하기 쉬우니 주의해야 한다. 혈압강하제를 복용하는 사람도 많은데 고혈압 진단을 받으면 식사나 운동에 신경

쓰며 스스로 치유하기 위해 노력할 필요가 있다.

그래야 내장지방을 줄이고 치료도 끝낼 수 있다. 고혈압을 정상으로 돌리는 방법 중 하나는 감량, 즉 내장지방을 없애는 것이다.

내장지방은 동맥경화를 일으킨다

내장지방 축적과 동맥경화 진행은 밀접한 관계가 있다. 동맥경화에 걸리면 혈관이 좁아진다. 이로 인해 혈액의 흐름이 막히면 심근경색, 뇌경색이 발생한다. 돌연사로 이어지기 쉬운 무서운 병들이다. 축적된 내장지방이 동맥경화를 일으키는 이유는 무엇일까?

우선 앞서 언급한 아디포사이토카인의 일종인 아디포넥틴을 떠올려보자. 아디포넥틴은 당뇨병과 동맥경화를 막아주는 물질인데, 내장지방이 축적되면 아디포넥틴의 분비량이 감소해 동맥경화를 일으킬 가능성이 높아진다.

이뿐만이 아니다. 역시 아디포사이토카인의 일종인 파이원(PAI-I)이란 물질이 있다. 이 물질은 내장지방이 늘어나면,

반대로 분비량이 늘어나는 것으로 알려져 있다. 파이원이 늘어나면 혈액 덩어리인 혈전이 생기기 쉬워져 동맥경화나 혈관 질환의 원인이 된다.

나쁜 콜레스테롤 LDL보다
더 무서운 콜레스테롤은 따로 있다

LDL(일명 '나쁜') 콜레스테롤이 증가하면 동맥경화에 걸릴 위험이 높아진다. 이 점은 여러분도 잘 알고 있을 것이다. 그렇다면 매우 나쁜 콜레스테롤의 존재에 대해서도 알고 있는가?

LDL 콜레스테롤에는 다양한 크기의 콜레스테롤이 섞여 있다. 그 중에서도 특히 소형 LDL 콜레스테롤은 혈관벽에 쌓이기 쉽고, 산화되기 쉬운 점 등으로 인해 매우 나쁜 콜레스테롤이라 불린다. 소형 LDL 콜레스테롤은 특별한 경우를 제외하고 검진이나 일상적인 진료로는 측정되지 않아 수치를 파악할 수 없다. 다만 혈중 중성지방 수치가 높아지면 소형 LDL 콜레스테롤이 증가한다는 사실이 밝혀졌다.

대사증후군에 걸리면 중성지방 수치가 높아지는데 그 배경에는 매우 나쁜 콜레스테롤이 숨어 있다는 것을 잊지 말자.

내장지방은
암 발병 위험을 높인다

놀랍게도 내장지방은 암의 원인이 되기도 한다. 국제암연구소(IARC)는 4만 명 이상을 대상으로 한 연구에서, 내장지방이 암에 걸릴 위험을 높인다고 발표했다. 내장지방으로 인해 발병할 수 있는 암은 대장암, 식도암, 위암, 간암, 담낭암, 췌장암, 자궁암, 난소암, 신장암, 유방암 등 10종류나 된다. 허리둘레가 늘어남에 따라 암 발병 위험도 높아지는 것이다.

그렇다면 내장지방은 왜 암을 불러올까? 우선 내장지방은 여러 가지 염증 물질을 분비해 몸 여기저기에 만성 염증을 일으킨다. 이 염증이 암 발병 및 진행으로 이어진다. 또 최근에 밝혀진 바에 따르면, 내장지방에서 분비되는 FGF2(Fibroblast Growth Factor 2, 섬유아세포 성장인자)라는 물질이 암 진행을 앞당기는 작용을 한다고 한다.

　암과 비만의 관계에 대해 미국 국립보건원(NIH)은 "예방 가능한 암의 최대 위험 요인은 흡연이지만, 비만이 이를 추월할 기세다"라고 발표했다. 암 예방을 위해서라도 내장지방을 없애야 한다.

내장지방은
치매 발병 위험을 높인다

　내장지방과 치매는 전혀 관련이 없어 보이지만 실제로는 그렇지 않다. 미국에서 실시한 한 연구에 의하면, 중년기에 복부 비만이었던 사람은 고령기 이후 알츠하이머형 치매에 걸릴 위험이 3배 더 높아진다고 한다. 또 동양인을 대상으로 한 연구에서도 대사증후군에 걸리면 치매 전단계인 경도인지장애 발병 위험이 1.46배 높아진다는 사실이 밝혀졌다.

　내장지방 축적으로 인한 대사증후군은 동맥경화를 일으키는 원인이 되고, 치매로 이어지는 뇌경색이나 뇌출혈 발병 위험도 높인다. 또 대사증후군이 진행되면 인슐린 작용이 나빠짐에 따라 신경 보호 기능이 약화되어 뇌신경에 변화를 일으킬 가능성도 있다(혈당을 낮추는 인슐린은 신경을 보호하는 작용도

한다). 게다가 고혈당 상태가 기억을 담당하는 뇌의 해마 부분을 위축시켜 기억력 감퇴에 박차를 가할 가능성도 있다.

반대로 젊었을 때부터 대사증후군을 개선하고 꾸준히 관리하면 치매를 예방하게 된다. 만약 치매에 걸렸다 하더라도 진행을 완화시키는 데 도움이 될 것이다. 치매를 예방하기 위해서라도 내장지방은 줄여야 한다.

내장지방은 어깨결림, 요통을 일으킨다

"딱히 어깨에 부담 주는 일도 아닌데 이쪽 어깨가 결리네."

"왜 그런지 모르겠는데 요즘 허리 아픈 게 심해졌어."

원인 불명의 어깨결림과 요통, 원인은 어쩌면 내장지방에 있을지도 모른다.

내장지방이 쌓이면 배가 나온다. 그리되면 균형을 잡기 위해 몸을 뒤로 젖히게 되는데, 이 자세는 허리와 등에 상당한 부담을 주기 때문에 어깨결림이나 요통의 원인이 된다. 보기에도 그리 좋지 않다.

젊음은 자세와 큰 관련이 있다. 배를 내밀고 몸을 흔들며 걷는 것은 아무리 봐도 전형적인 중년의 모습이지만, 올곧은 자세를 취한 사람은 젊어 보인다.

내장지방을 줄이면 결림과 통증이 줄어들 뿐만 아니라 젊어 보이기까지 한다.

내장지방은 과도한 식욕의 원인이 된다

내장지방이 늘수록 식욕을 억제하기 어렵다는 사실을 알고 있는가? 대체 왜 이런 일이 생기는 걸까?

렙틴(leptin)이라는 호르몬이 있다. 렙틴은 지방 세포에서 분비되는 호르몬으로, 우리 뇌의 포만중추에 '배불러!'라는 신호를 보내 식욕을 억제한다. 원래는 지방이 늘어나면 렙틴의 분비량도 늘어나 적정 체중을 유지할 수 있다.

하지만 내장지방이 과하게 늘어나면 렙틴에 대한 뇌의 반응이 둔화되어 배가 불러도 식욕을 억제하기 어려워진다. 즉, 살이 너무 찌면 식욕을 억제하기 힘들어져 점점 더 살이 찌는 악순환에 빠질 수 있다.

흔히 살이 찐 사람일수록 식욕을 억제하지 못한다고 하는

데, 그 원인 중 하나는 렙틴에 대한 반응이 둔화(렙틴 저항성)되는 데에 있다. 그래서 나는 이 책에서 식욕을 억제하지 못하는 상황을 충분히 고려하여 다이어트를 할 수 있도록 돕고자 한다.

내장지방은 변비, 빈뇨를 초래한다

화장실에 다녀와도 시원하지 않고, 배가 더부룩하고 빵빵해 괴롭진 않은가. 변비로 고생하는 사람은 남녀 불문하고 매우 많다. 실은 내장지방이 늘어나면 변비에 걸리기 쉬워진다.

그 이유 중 하나는 배에 지방이 쌓이면 물리적으로 배에 압박이 가해지기 때문이다. 장은 연동운동, 즉 스스로 움직이며 음식물을 소화하고 흡수하는데 공간이 좁으면 당연히 움직임이 제한된다.

같은 이유로 방광에 압박이 가해지면 빈뇨 현상이 생긴다. 한밤중 화장실에 가느라 잠에서 깨는 횟수가 늘었다면 원인은 내장지방일지도 모른다. 또 내장지방이 늘어나면 혈행이 나빠져 몸이 냉해지는데, 이는 변비를 초래한다.

내장지방은
노인냄새, 홀아비냄새의 원인이다

나이가 들수록 몸에서 냄새가 많이 난다. 흔히들 노인냄새 또는 홀아비냄새라고 하는 가령취(加齡臭)는 툭 튀어나온 배와 함께 중년층을 깊은 고민에 빠지게 한다. 가령취가 곤혹스러운 이유는, 주위에 불쾌감을 주지만 정작 본인은 알아차리지 못하는 경우가 많다는 데 있다.

"아빠 베개에서 냄새나!"

이렇게 가족에게만 불평을 듣는다면 그나마 다행인데, 회사나 외부에서 움츠러들게 되는 사람도 적지 않을 것이다. 놀랍게도 가령취 또한 내장지방과 관련이 있다.

가령취의 원인이 되는 냄새는 노네날(nonenal)이라는 성분이다. 노네날은 혈중 지방(유리지방산)이 분해되면서 생긴다.

머리, 귀 주변, 목 뒷부분, 등, 가슴, 겨드랑이 등 피지가 많이 나오는 곳은 노네랄도 다량 분비된다. 내장지방은 피하지방에 비해 분해되기 쉽지만, 내장지방이 많아지면 혈중 지질이 늘어나 노네랄 양도 늘어난다. 또 노네랄은 지방이 많은 땀에도 들어 있다. 체지방이 많은 사람은 땀이 많기 때문에 그만큼 노네랄이 발생하기 쉽다.

냄새는 사람의 인상을 크게 좌우한다. 안 그래도 사람은 나이가 들면 노네랄 분비량이 증가한다. 그리고 가령취는 남녀 관계없이 생긴다. 집이나 회사에서 냄새로 주변 사람을 고통스럽게 하지 않기 위해서라도 내장지방을 줄이자.

노인냄새는 왜 40세 이후에 늘어날까?

앞에서 설명한 노네랄을 만들어내는 물질 중 하나로 9-헥사데센산 (Hexadecenoic Acid)이라는 물질이 있다. 9-헥사데센산은 체내 지방으로 만들어지는데 나이가 들면서 늘어나는 것으로 밝혀졌다. 그래서 나이가 들면 노네랄 분비도 자연스럽게 증가한다.

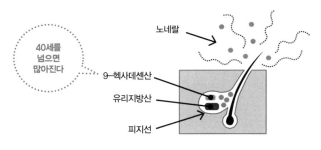

노네랄

40세를 넘으면 많아진다

9-헥사데센산

유리지방산

피지선

출처 : 〈내장지방 라보 NAiBO〉

개인차는 있지만 대체로 40세 이후부터 노네랄이 증가한다고 알려져 있다. 나이가 들면서 자연스럽게 노네랄이 늘어나는데 내장지방이 축적되면 가령취는 더욱 빠른 속도로 생성된다. 툭 튀어나온 배를 없애면 노인냄새까지 줄어드니 더욱 근사해지지 않겠는가.

40세를 기준으로 늘어나는 냄새 물질 노네랄

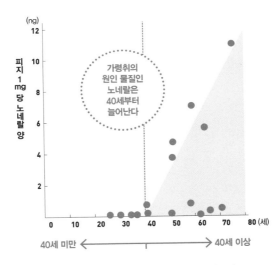

가령취의 원인 물질인 노네랄은 40세부터 늘어난다

출처 : 〈The Journal of Investigative Dermatology〉

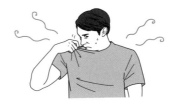

내장지방이 늘어나면
사망 위험이 높아지는가?

　무서운 이야기지만 내장지방이 많이 쌓이면 사망 위험도 높아진다는 연구 결과가 있다. 미국의 메이요 클리닉(Mayo Clinic)에서 18세 이상 일반인 1만 2785명을 대상으로 실시한 조사에 따르면, BMI(36쪽 참조)가 정상이어도 내장지방형 비만으로 판단된 사람은 그렇지 않은 사람에 비해 사망 위험이 2배 이상 높아진다고 한다. 특히 심혈관 질환으로 사망할 위험은 2.75배나 높다. '배가 나왔지만 체중은 표준이니 괜찮겠지'라고 안심할 수 없다는 것을 알 수 있다.

　내장지방이 다양한 생활습관병을 초래한다고 설명했는데 수명까지 단축시킨다면 다른 방도가 없다. 자신을 위해서도, 소중한 사람들을 위해서도, 위기의식을 갖고 내장지방을 줄이도록 노력해야 한다.

　내장지방을 없애는 간단한 방법이 있을까. 다음 장에서 '내장지방을 간단히 없애는 다이어트 비결'에 대해 소개한다.

둘째마당

식사, 약간의 당질 제한으로 충분하다!

이 장에서는 내장지방을 간단히 없애는
다이어트 비결을 소개한다.
'다이어트' 하면, 실패의 경험부터 떠오르는 이들도
얼마든지 성공할 수 있는,
쉽고, 간단하고, 지속 가능한
최강의 다이어트 세계로 떠나보자. 비법은
식사량을 줄이지 않고 약간의 당질 제한만 하는 것이다.

의지가 약한 사람도, 실패를 거듭한 사람도 할 수 있는 최강의 다이어트

여기까지 읽으니 '볼록 튀어나온 배를 관리해야겠군', '꼭 열심히 살을 빼서 날씬한 몸으로 만들어야지!' 하고 의욕을 불태우게 되지 않는가. 이제부터는 내장지방을 효과적으로 줄이는 방법을 안내하겠다. 내장지방을 줄이려면 어떻게 해야 할까. 정답은 오직 한 가지, 바로 다이어트다. 하지만 다이어트를 할 수 있었다면 처음부터 배가 툭 튀어나오지는 않았을 것이다.

이 책에서 소개하는 방법은 의지가 약한 사람, 다이어트에 거듭 실패한 사람도 충분히 실천할 수 있다. 내가 만들었지만 정말 완성도 높고, 최강의 다이어트라 부를 만한 가치가 있다고 생각한다.

나의 다이어트 비결은
쉽고, 간단하며, 지속 가능하다!

나의 다이어트 비결은 다음과 같은 특징이 있다.

- 단것도 괜찮다!
- 술도 OK!
- 술자리도, 회식도 OK!
- 편의점에서 조달할 수 있다!
- 제대로 먹어 포만감이 든다!
- 괴로운 운동은 필요 없다!
- 일상생활 중 조금만 신경 써도 날씬해진다!

'이렇게 해서 정말 다이어트를 할 수 있나?' 하고 놀랄 사람
이 있을지도 모르겠다. 하지만 이것이 바로 나의 비결이다.

물론 과자를 무제한으로 먹어도 괜찮다거나, 좋아하는 음식을 원하는 만큼 맘껏 먹어도 된다는 뜻은 아니다.

다이어트를 할 때는 꾸준히 실천해서 습관으로 만드는 것이 가장 중요하다. 엄격한 식사 제한, 강도 높은 운동은 다이어트 효과가 클지는 모르나 꾸준히 하기는 어렵다. 참은 만큼 요요현상이 나타나기도 쉽다. 나 자신도 예전에 실패를 통해 배웠다.

반면에 무리하거나 참는 일을 되도록 줄인, 괴롭지 않은 다이어트라면 지속할 수 있다. 단것을 끊기 어렵다거나 잦은 회식으로 어쩔 수 없이 고칼로리를 섭취하게 되는 등 사람마다 살이 찌는 나름의 이유가 있다. 그러나 '단것은 아예 먹지 마세요', '외식은 살이 빠질 때까지 금지입니다', '매일 1시간씩 뛰세요'라고 하기에는 현실의 벽이 너무 높다. 이렇게 할 수 있었다면 애초에 살이 찌지도 않았다.

그렇지 않아도 나를 찾아오는 환자들은 저마다의 이유를 대며 호소하고 변명한다.

"선생님, 역시 단것은 못 끊겠어요."

"저는 하루에 시간을 5분도 못 내요. 더 간단하게 할 수 있는 운동은 없나요?"

"원래 운동을 정말 싫어해요."

"회사 일로 주 3회는 술자리에 참석해야 해서 안 먹을 수가 없어요."

이렇게 까다롭고 다양한 요구사항을 듣고 그때마다 필사적으로 고민하여 시행착오를 거듭한 끝에 완성한 것이 바로 나의 다이어트 비결이다. 나 역시 이 방법으로 15kg 이상 감량하는 데 성공했다. 지금도 체중 유지를 위해 실천 중이다.

오래 계속해도 전혀 괴롭지 않은 다이어트가 바로 나의 비결이다. 그렇기에 자신감을 갖고 모두에게 추천할 수 있다. 나를 믿고 꼭 도전해 보길 바란다.

우선 다이어트 계획을 세우자

먼저 자신만의 다이어트 계획을 세워보자. 다이어트를 시작하면 내장지방이 먼저 빠지기 시작하고 그 다음에 피하지방이 빠진다. 42쪽에서 안내했듯이 피하지방은 한번 붙으면 좀처럼 빠지지 않지만 내장지방은 없애기 쉽다. 지방이 빠지는 과정을 살펴보면 내장지방이 모두 없어진 후에 피하지방이 없어지는 것이 아니라, 얼마간의 시차를 두고 동시 진행된다. 어느 시점에 다이어트를 종료할지는 자신의 체형에 맞게 결정하면 된다.

전체적으로 별로 뚱뚱하지 않지만 배만 나온 사람은 배가 들어간 시점에 그만두면 된다. 어느 정도 지방이 빠지면 그 상태를 유지해도 좋고, 더 멋진 몸을 만들기 위해 트레이닝을 시작해도 괜찮다.

　우선 다음 쪽의 '체중·허리둘레 체크리스트'를 4주간(약 1개월) 기록하며 다이어트 계획을 세워보자. 직접 기록해 보면 지금 해야 할 일이 명확해진다.

체중·허리둘레 체크리스트를 활용해 다이어트 계획을 세워보자!

☀ 기상시　🌙 취침시

	1주		2주		3주		4주	
월	☀	kg	☀	kg	☀	kg	☀	kg
	🌙	kg	🌙	kg	🌙	kg	🌙	kg
화	☀	kg	☀	kg	☀	kg	☀	kg
	🌙	kg	🌙	kg	🌙	kg	🌙	kg
수	☀	kg	☀	kg	☀	kg	☀	kg
	🌙	kg	🌙	kg	🌙	kg	🌙	kg
목	☀	kg	☀	kg	☀	kg	☀	kg
	🌙	kg	🌙	kg	🌙	kg	🌙	kg
금	☀	kg	☀	kg	☀	kg	☀	kg
	🌙	kg	🌙	kg	🌙	kg	🌙	kg
토	☀	kg	☀	kg	☀	kg	☀	kg
	🌙	kg	🌙	kg	🌙	kg	🌙	kg
일	☀	kg	☀	kg	☀	kg	☀	kg
	🌙	kg	🌙	kg	🌙	kg	🌙	kg

▼ 주말의 체중　　▼ 주말의 체중　　▼ 주말의 체중　　▼ 주말의 체중

☀ kg	☀ kg	☀ kg	☀ kg
🌙 kg	🌙 kg	🌙 kg	🌙 kg
허리둘레 cm	허리둘레 cm	허리둘레 cm	허리둘레 cm

4주 후 목표 체중은 [　　　] kg

허리둘레는 [　　　] cm

> # 체지방 10%대를 유지하는
> # 다이어트 비결 세 가지

나의 다이어트 비결을 구성하는 세 가지 항목은 다음과 같다.

1 | **식사법**   2 | **운동**   3 | **생활 습관**

살 빼는 일만 생각한다면 식사법이 90%를 차지한다. 여기에 더해 내가 만든 좀비 체조를 실시하고, 생활 습관 중 대사를 높이도록 노력한다면 다이어트 효과는 더욱 높아진다. 또 내장지방을 없애 건강하고 멋진 몸을 만들 수 있다.

식사법의 기본은 약간의 당질 제한

식사법의 기본은 '약간의 당질 제한'이다. 단순히 당질을 제한한다고 하면 '괴롭겠다', '꾸준히 못하겠군' 같은 생각이 먼저 것이다.

그래서 당질 제한을 중심으로 하되 현명한 방법으로 대체식을 하거나 혈당을 높이지 않는 식사법, 회식도 만회할 수 있는 식사법 등 여러 가지로 구성했다.

게다가 매우 간단해서 스트레스 없이 다이어트에 성공할 수 있도록 이끌어준다.

당질 제한을 기본으로 하는 이유는 현대인의 비만이 대부분 당질 과다 섭취로 인해 발생하기 때문이다. 비만인 사람은 당질 제한만 해도 내장지방이 눈에 띄게 없어진다. 즉, 당질 제한은 가장 효율적인 다이어트다.

그렇다면 왜 당질을 제한해야 날씬해질까. 우선 당질은 밥이나 빵, 면류 같은 주식과 디저트처럼 단것에 주로 들어 있다. 감자류나 단맛이 강한 과일도 당질을 많이 함유한 식품이다.

당질을 섭취하면 혈당이 상승하고, 혈당이 상승하면 췌장에서 인슐린이 분비된다. 이 인슐린은 혈액 속의 당분을 간이나 근육, 지방 세포에 주입하는 작용을 해 혈당을 낮추는 역할을 한다.

당질(포도당)은 우리 몸의 주된 에너지원이지만, 과잉 섭취한 당질은 글리코겐이나 중성지방으로 바뀌어 체내에 축적된다. 먹은 양과 소비한 양이 같으면 비만이 생기지 않지만, 섭취한 당질이 남아돌면 중성지방으로 바뀌어 내장지방과 피하지방으로 축적돼 비만이 되는 것이다.

비만으로 고민하는 환자들에게 식생활에 대해 물어보면, 아니나다를까 모두들 밥이나 빵을 너무 많이 섭취한다. 당분을 다량 섭취하면 에너지가 과다해져, 대량 분비되는 인슐린의 작용으로 인해 지방이 축적되기 때문에 살이 쉽게 찌는 체질이 된다.

　인슐린은 비만 호르몬으로도 불린다. 되도록 여분의 인슐린을 내보내지 않도록 해야 한다. 즉, 혈당을 급상승시키지 않는 식사가 비만을 방지하는 최강의 비결이다.

당질을 많이 함유한 식품 리스트

살이 빠지는 마법의 언어를 소개한다. 식사를 하기 직전에 중얼거려보자!

'밥 · 면 · 빵 · 감자류 · 과일 그리고 디저트'

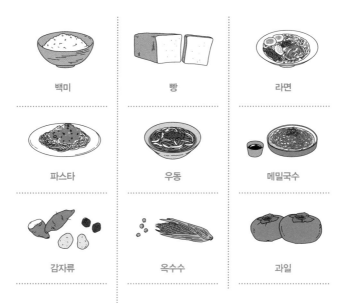

백미	빵	라면
파스타	우동	메밀국수
감자류	옥수수	과일
과자 · 스낵류		

약간의 당질 제한식이 주는 이점

약간의 당질 제한식이 주는 이점은 상당히 많다. 우선 칼로리를 크게 신경 쓰지 않아도 된다. 밥, 면, 빵 같은 주식을 줄이면 혈당의 급상승뿐만 아니라 인슐린의 과도한 분비를 막을 수 있다. 주식을 적게 먹는 대신 비타민과 미네랄, 식이섬유가 풍부한 야채, 버섯, 감자류, 해초 요리 등을 많이 섭취하면 포만감이 오래간다. 공복을 견디지 않아도 되니 꾸준히 실천할 만하다.

또 외식이나 편의점 음식으로도 얼마든지 시도해 볼 수 있다. 집에서도 야채나 고기, 생선 등의 반찬을 중심으로 먹되 밥, 면, 빵 같은 주식의 양을 줄이기만 하면 되니 가족들과 다른 메뉴를 별도로 준비할 필요가 없다. 이 부분은 의외로 중요하다. 남편이나 아내 어느 한쪽이 극단적인 당질 제한을 하는 바람에 부부 관계가 악화된 사례도 있다.

약간의 당질 제한식은 간식이나 술도 즐길 수 있다. 나 자신도 이 방법으로 디저트와 술을 끊지 않고도 다이어트에 성공했다. 지금까지 무엇을 해도 살이 빠지지 않았던 환자들도 연달아 성공했다. 여러분도, '그렇다면 할 수 있겠다'는 생각이 들지 않는가?

그렇다고 당질을 완전히 제한해서는 안 된다

당질 제한이 이렇게 좋다면 약간이 아니라 완전히 제한해야겠다고 생각할 수도 있겠다. 하지만 극단적인 당질 제한은 추천하지 않는다. 포도당은 우리가 몸을 움직이고 뇌를 사용하는 데 필요한 에너지원 중 하나다. 오랫동안 당질을 과하게 제한하면 안전하지 못할 뿐 아니라 총 사망률, 심질환 사망률이 높아진다는 연구 결과도 있다.

또 에너지가 부족해지기 쉽고 나른해지거나 의욕이 떨어지는 증세가 나타난다. 나 자신도 당질을 완전히 제한했을 때 에너지가 부족해 외모가 앙상한 노인처럼 변한 적이 있다. 그래서 당질을 완전히 제한하는 식사는 추천하지 않으며, 어차피 지속할 수도 없다. 당질은 많지도 적지도 않게 잘 섭취해야 한다.

그렇다면 약간의 당질 제한은 어떻게 실천하면 될까. 기본적인 당질 제한 원칙을 다섯 가지로 정리해 소개한다.

우선 당질을 반으로 줄인다

먼저 평소 먹던 당질의 양을 반으로 줄이도록 목표를 세운다. 이것만 실천해도 체중은 확실히 줄어든다.

끼니때마다 먹는 밥을 반으로 줄여 먹고, 빵을 반으로 줄이는 것도 한 가지 방법이다. 하지만 점심, 특히 저녁에 실천하기는 좀처럼 쉽지 않다. 예를 들어 직장에서 점심에 배달시킨 도시락을 함께 먹거나 저녁에 거래처와 식사를 할 때, 혹은 친구와 저녁을 먹을 때 주식을 반으로 줄이기는 어렵다. 이런 상황을 고려하면 아침에 제대로 먹는 것이 하루 섭취 칼로리를 제한하는 데 방해가 될 수 있다.

그래서 과감하게 아침 주식은 건너뛰는 작전을 제안한다. 그렇다고 아침 식사를 거르자는 말이 아니다. 아침에는 최소

한의 당질과 하루 중 부족하기 쉬운 식이섬유나 비타민, 미네랄을 양질의 단백질과 함께 효율적으로 섭취하자.

밥이나 빵 같은 주식을 빼고 아침을 먹으면, 아침 식사 칼로리가 낮아져서 점심과 저녁 식사 칼로리가 조금 많아지거나 주식을 제한하지 못하더라도 하루에 섭취하는 총 에너지양을 당질 중심으로 제한하게 되어 다이어트 효과를 볼 수 있다.

나도 아침에는 주식을 뺀 식사를 한다. 나중에 자세히 소개하겠지만, 나의 아침 메뉴는 직접 만든 주스와 찐 검은콩을 토핑으로 넣은 요구르트다.

밥과 빵, 면을 줄인 대신 먹어두면 좋은 식품

주식을 줄인 대신 비타민, 미네랄, 단백질, 식이섬유를 충분히 섭취하자. 야채, 생선, 고기, 대두제품, 해초, 버섯을 많이 먹어두면 영양 균형도 좋아지고 포만감도 든다.

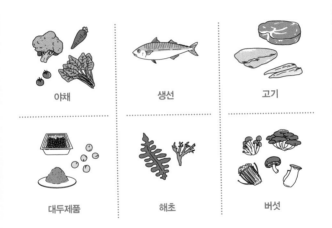

야채	생선	고기
대두제품	해초	버섯

식사량을 극단적으로 줄이지 않는다!

약간의 당질 제한식에 성공하기 위해서는 제대로 먹는 것도 중요하다. 주식인 밥과 빵 같은 당질을 줄인 만큼 야채나 고기·생선 등 단백질을 잘 섭취하자. 먹는 양을 갑자기 줄이지 않는 것이 중요하다. 먹는 양을 극단적으로 줄이게 되면 배고픔을 참고 견뎌야 하고, 스트레스로 인해 결국 도중에 포기하게 된다.

먹는 양을 줄일 때 우려되는 점이 한 가지 더 있다. 단백질이 부족해지기 쉽다는 것이다. 단백질이 부족하면 근육이 감소한다. 먹는 양을 줄이면 지방이 없어져 체중이 줄어들지만 그만큼 근육도 줄어 대사 기능이 떨어진다. 그 결과 신체 기능 역시 저하된다. 이러한 상황에서 당질 제한을 그만두면 어떻게 될까. 끔찍하게도 근육이 있었던 자리에 내장지방이 쌓여 요요현상이 찾아온다. 에너지를 태워주는 근육이 없기 때문에 요요현상이 쉽게 생기는 것이다.

내가 30대에 대사증후군이 진행된 원인도 요요현상 때문이었다. 당시 30세였던 나는 결혼을 앞두고 있었는데, 열심히 운동했던 학생 때와는 크게 달라진 생활로 인해 점점 살이 불어났다. 결혼식 약 2개월 전, 아내가 여고 시절 친구들을 소개하는 자리를 마련했다.

그날, 한 친구에게서 난생처음으로 '통통한 사람'이라는 말을 들었다. 충격이었다. 자존심이 크게 상했던 나는 결혼식 전까지 다이어트를 강행했다. 그것도, 극단적으로 식사량을 줄이는 말도 안 되는 방법으로 말이다.

그 결과 단 2개월 만에 10kg 감량에 성공했다. 결혼식날 아내의 친구들이 깜짝 놀라며 감탄했는데, 거기에 만족하고 느슨해지기 시작했다. 어느덧 원래대로 먹기 시작했고, 급속하게 대사증후군이 진행되어 몸무게가 인생 최대치를 찍었다. 건강 상태도 악화되었다.

살이 빠져도 건강을 해친다면 아무 소용 없다. 근육의 재료가 되는 단백질을 충분히 섭취하고, 식사량을 무턱대고 줄이지 않도록 해야 한다. 줄여야 할 것은 당질뿐이다.

하지만 만성 신장병(CKD)으로 인해 단백질 섭취를 제한해야 하는 사람은 동물성 단백질을 과하게 섭취하지 않도록 특별히 주의해야 한다. 콩과 같은 식물성 단백질은 신장에 큰 무리가 없다고 밝혀졌으니 주치의와 잘 상의해서 단백질이 부족해지지 않도록 조심한다.

CHCEK IT!

에너지를 태워주는 근육이 없으면 바로 요요현상이 찾아온다.
단백질을 잘 섭취하도록 특히 신경 쓰자.

대사증후군보다 무서운
근감소증 비만<small>(사르코페니아 비만)</small>

근육은 없고 지방만 잔뜩 쌓인 상태를 '사르코페니아 비만(Sarcopenic Obesity)'이라고 한다. 이는 일반적인 비만보다 생활습관병이 될 가능성이 높다. 또 근육이 줄어 운동 기능이 저하되면 일상생활에 지장을 초래해 먼 훗날 병으로 누워 지내거나 요양 간호가 필요해질 가능성이 높아진다. 그래서 사르코페니아 비만은 대사증후군보다 무섭다고 한다. 사르코페니아 비만은 주로 고령자에게 나타나지만 젊은 사람이 걸리기도 한다. 특히 젊은 여성들 중에 무리하게 다이어트를 한 결과 비만으로 보이진 않지만 통통한 체형의 사르코페니아 비만 상태가 된 사례가 늘고 있다.

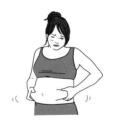

식이섬유가 풍부한 음식부터 먼저 먹는다

식사를 할 때 가장 중요하게 생각해야 할 것은 먹는 순서다. 식사할 때 당질부터 섭취하면 혈당이 급상승한다. 앞서 혈당 급상승은 비만의 원인이 된다고 했는데, 문제는 이뿐만이 아니다. 혈당이 급상승하면 혈관에 부담을 주어 동맥경화가 발생하기 쉽다. 혈당을 급상승시키지 않으려면 어떻게 먹어야 할까?

혈당 급상승을 막아주는 믿음직한 성분은 바로 식이섬유다. 식이섬유를 많이 함유한 식품은 혈당 급상승을 막아준다. 식사를 할 땐 의식적으로 식이섬유가 풍부한 식품부터 먹기 시작하자.

식이섬유는 물에 녹는 수용성과 물에 잘 녹지 않는 불용성으로 나눌 수 있다. 이 중 수용성 식이섬유가 풍부한 식품을 먼저 먹으면 위장에서 끈적끈적한 물질로 변해 나중에 먹은 탄수화물의 소화를 방해하고 당질로 흡수되기 어렵게 만들어 식후 혈당이 급상승하지 않도록 막아준다. 수용성 식이섬유는 해초, 야채, 과일 등에 풍부하다.

그래서 샐러드나 야채 수프부터 먹는 것이 좋다.

수용성 식이섬유가 풍부한 식품 리스트

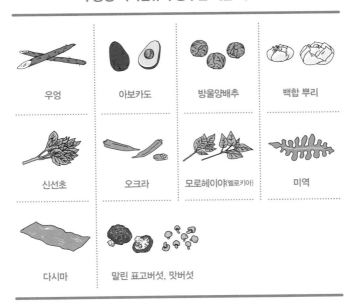

우엉

아보카도

방울양배추

백합 뿌리

신선초

오크라

모로헤이야(몰로키아)

미역

다시마

말린 표고버섯, 맛버섯

식사 시간을 최소 15분 이상 가져라

혈당치 급상승을 막으려면 먹는 속도에도 신경 써야 한다. 같은 당질을 섭취해도 빨리 먹으면 혈당치가 더 빠르게 올라간다.

그뿐만이 아니다. 빨리 먹으면 과식을 하게 된다. 우리가 식사를 하기 시작하면 혈당치가 점차 상승하는데 이를 뇌의 포만중추가 감지하여 '이제 배부르니까 안 먹어도 돼'라는 신호를 보낸다.

그런데 뇌가 혈당치 상승을 감지하기까지는 약 15분이 걸린다. 그래서 급하게 먹는 사람은 몸이 포만감을 느끼기 전에 과식을 해버리기 쉽다. 바쁘더라도 빨리 먹지 말고 되도록 천천히 시간을 들여 먹어야 한다.

음식을 씹는 것도 포만중추를 자극하는 행위이니 꼭꼭 씹어가며 적어도 15분 이상 시간을 들여 식사하도록 하자.

배가 쉬 고파지지 않는 마법의 식사법

혈당 급상승을 막는 식사를 하면, 한 가지 더 좋은 점이 있다. 배가 쉽게 고파지지 않는다는 점이다. 혈당이 급상승하면 인슐린이 대량으로 분비되어 당을 주입하기 때문에 갑자기 혈당이 떨어지는 경향이 있다. 우리가 공복을 느끼는 이유는 오로지 혈당이 내려가기 때문인데 고혈당 상태에서 큰 폭으로 혈당이 떨어질 때 공복감이 더 크게 느껴진다.

'점심에 양이 많은 파스타를 다 먹었는데 몇 시간 지나자 배가 고파졌다.'

'점심 식사가 늦어질 것 같아서 아침을 많이 먹었는데 오히려 평소보다 빨리 배가 고파졌다.'

이런 경험을 한 적이 있는가? 아마도 혈당이 급격히 내려가는 바람에 그랬을 가능성이 높다. 반대로 혈당 급강하를 피하면 공복감을 별로 안 느끼게 된다.

나도 살이 쪘을 때는 엄청난 양의 아침을 먹었다. 당시엔 너무 바빠서 점심을 먹을 시간이 없어서 그랬는데, 그러다 보니 저녁이면 또 배가 무척 고팠다. 그래서 야식도 급하게 많이 먹었다. 공복 상태에서 라면을 흡입하듯 먹거나 단 음식을 많이 먹었다. 그때 혈당이 위아래로 심하게 요동쳤을 것이다. 지금은 혈당이 급격히 올라갈 만한 식사는 하지 않는다. 덕분에 배가 너무 고픈 일이 없어 자연스럽게 폭식을 하지 않게 되었다. 식욕과 대립하는 대신 현명한 식사를 하면 식욕도 억제되고 다이어트도 한결 편해진다.

당신 모르게 숨어 있는
당질을 알아차리자

약간의 당질 제한식을 시도할 때 의외로 놓치기 쉬운 함정이 있다. 미처 알아차리지 못한 채 섭취하는 당질, 즉 '숨어 있는 당질'을 피해야 한다는 것이다. '당질 제한을 하고 있지만 전혀 효과가 없다'는 사람을 종종 보게 되는데 이야기를 잘 들어보면 의식하지 못하고 당질을 섭취하고 있는 경우가 대다수다.

주식인 밥이나 빵, 과자 외에도 당질을 함유한 음식은 꽤 많다. 야채 중에서는 감자, 고구마 외에 연근, 호박, 누에콩 등에 당질이 많다. 과일도 바나나, 포도, 복숭아, 가지, 망고, 감 등에 당질이 꽤 높게 함유돼 있다. 시럽이 첨가된 과일 통조림의 당질은 물론 더 높다. 스포츠 음료, 시판 야채 주스 등도 당질이 높으니 주의해야 한다.

조미료도 의외로 놓치기 쉽다. 돈가스 소스, 케첩, 굴소스, 맛술, 드레싱도 당질이 높은 편이다. 소스는 너무 많이 뿌리지 않도록 주의하고, 조미료도 가급적 사용하지 않도록 신경 쓰자.

당질이 많이 함유된 식품 리스트

호박

누에콩

연근

파인애플 등 과일 통조림

구즈키리(칡전분요리)

시리얼

다이어트 식품
(에너지바, 젤리 등)

야채 주스

스포츠 음료

대두제품을 가장 먼저 먹자

지금까지 약간의 당질 제한식을 실천할 때 알아야 할 다섯 가지 기본 원칙을 소개했다. 이제부터는 당질 제한을 지속할 수 있는 비결을 소개하겠다.

혈당 급상승을 억제하려면 야채를 먼저 먹는 것이 좋다고 말했는데, 사실 밖에서 식사할 때는 실천하기 어렵다. 이때 추천하는 방법은 대두제품을 먼저 먹는 것이다. 대두는 수용성 식이섬유가 풍부해 혈당 급상승을 막아준다. 식사를 할 때 된장국이나 낫토부터 먹거나 삶은 콩을 수프에 넣어 먹는 것도 좋다.

외식을 할 때는 두유를 활용하자. 두유에는 수용성 식이섬유가 거의 없지만, 대두 단백질 작용으로 인해 식전에 마셔두면 식후 혈당치 급상승을 막아준다. 두유는 당분이 첨가된 조제 두유보다는 무첨가 두유를 추천한다.

고기나 생선, 요구르트에 포함된 단백질은 장에서 분비되는 'GLP-1(glucagon like peptide-1, 글루카곤 유사 펩타이드 1)'의 분비를 촉진한다. 날씬해지는 호르몬으로 불리는 GLP-1은 췌장을 자극해 인슐린이 효율적으로 분비되도록 하고, 위장의 움직임을 약하게 해 당이 빠르게 흡수되는 것을 막아준다. 또 포만중추를 자극해 식욕을 저하시킨다.

CHCEK IT!

식이섬유를 섭취해 혈당치 급상승을 막자. 대두제품을 먼저 섭취하면 효과가 크다. 숨어 있는 당질에 주의하자!

살찌기 쉬운 음식은
오후 2시에서 6시 사이에 먹어라

다이어트 중인데도 단것, 햄버거, 소고기덮밥, 고칼로리 음식, 정크푸드를 간절히 먹고 싶을 때가 있다. 참고 참다가 스트레스가 쌓여 식욕이 폭발하는 일이 없도록 하기 위해서라도 먹고 싶은 음식은 현명하게 먹어줘야 한다.

꼭 먹고 싶은 음식은 오후 2시에서 6시 사이에 먹도록 하자. 이 시간대는 먹어도 살이 잘 찌지 않는다.

우리 몸에는 비말원(BMAL 1, Brain and Muscle ARNT-Like 1)이라는 유전자가 있다. 생체시계와 관련된 유전자인데 지방 분해를 억제하여 지방이 체내에 머무르게 한다. 최근 연구로 비말원은 하루 중 시간대별로 영향력이 변동한다는 사실이 밝혀졌다.

먹어도 살이 잘 찌지 않는 시간대는?

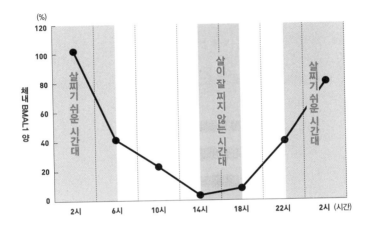

살이 잘 찌지 않는 식사법은

- 비말원의 영향력이 강해지는 밤부터 아침 사이에는 식사를 피한다
- 비말원의 영향력이 가장 약해지는 오후 2시에서 6시 사이에 간식을 먹거나 식사를 한다

출처 : 신바 시게키, 《체내시계 다이어트》

앞 그래프를 보면, 밤시간대는 비말원의 영향력이 높아지고, 낮에는 약해진다. 오후 2시경이 비말원의 영향력이 가장 약하며 6시경부터 점점 강해진다. 이를 고려하면 다음과 같이 생각해 볼 수 있다.

1 | 비말원의 영향력이 강해지는 밤부터 아침 사이에 식사를 하면 살찌기 쉽다
2 | 비말원의 영향력이 약해지는 오후 2시에서 6시 사이에 식사를 하면 살이 잘 안 찐다

나는 오후 2시경에 점심을 먹고, 오후 3시경에 간식으로 평소 좋아하는 디저트를 먹는데 위의 법칙에 잘 들어맞는다. 저녁은 진료 등 업무로 인해 조금 늦은 시간인 8시에 먹지만 어쩔 수 없다고 생각한다. 그 대신 아침을 가볍게 먹는다. 비말원의 영향을 염두에 두고 있기 때문이다.

비말원을 조금이라도 의식하면 장기적으로 볼 때 상당한 효과를 볼 수 있을 것이다.

다이어트를 성공시키는 최강의 아침 식사

나의 아침 메뉴는 직접 만든 주스와 찐 콩이나 찐 검정콩을 토핑으로 얹은 요구르트, 커피다. 요구르트와 커피에는 설탕을 넣지 않는다. 주스는 제철 과일이나 야채를 다양하게 준비해서 착즙기로 짠 다음, 지용성 비타민 흡수를 돕고 항산화 작용이 뛰어난 엑스트라 버진 올리브오일을 1작은술 넣어 마신다.

이렇게 아침 식사를 하면 간편하면서도 비타민, 미네랄, 식이섬유, 단백질 같은 부족해지기 쉬운 영양소를 섭취할 수 있어 좋다. 또 혈당 수치가 거의 올라가지 않기 때문에 점심 때 배가 심하게 고파지지 않는다. 내 경우에는 오전 9시부터 오후 2시경까지 아무것도 안 먹어도 괜찮다. 반대로 아침에 토스트 하나를 먹으면 평소보다 배가 일찍 고파진다.

내가 아침을 이렇게 가볍게 먹는 이유는 점심, 저녁에 무엇을 먹어도 괜찮도록 준비해 두기 위해서다. 내 경우, 점심 무렵에 연구 모임이 많은 편이다. 이런 모임에 가면 종종 고기만 가득하고 야채는 거의 없는 도시락이 나온다. 또는 갑자기 외식을 하게 되어 덮밥 종류를 먹게 될 때가 있다. 하지만 아침에 최소한으로 꼭 필요한 것만 먹고 있기 때문에 예측하지 못한 식사를 하게 되어도 괜찮다. 저녁에 좋아하는 음식을 먹을 수 있다는 즐거움도 있다.

나는 아침 메뉴를 이렇게 바꾼 이후로 몸 상태가 훨씬 좋아졌고 업무에도 더욱 집중하게 되었다. 만약 이것만으로는 금세 배가 고파질 것 같다면, 연어 통조림을 이용해서 스프레드를 만들어 토스트에 얇게 발라 먹어보자. 많이 만들어두면 간식이나 안주 등에 요긴하게 활용할 수 있다.

CHCEK IT!

아침을 거르면 에너지 대사가 올라간다. 최강의 아침 식사를 하면 점심때가 되어도 배가 별로 고프지 않다.

최강의 아침 식사 예

직접 만든 주스

찐 검은콩 요구르트

설탕을 넣지 않은 커피

■ 연어 통조림 스프레드 ■

● **재료(2인분)**
연어 통조림 작은 것 1캔(90g), 크림치즈 60g, 소금 약간, 후추 약간

● **만드는 법**
연어 통조림 안에 든 내용물을 전부 볼에 담고 크림치즈, 소금, 후추를 얹어 포크 등으로 으깨가며 잘 섞는다.
구운 식빵 위에 얹어 아침으로 먹는다.

|포|인|트|
혈액을 잘 흐르게 하는 EPA와 뇌·신경세포 활동을 활성화하는 DHA가 풍부하게 함유된 연어 통조림을 활용한 레시피다. 크림치즈에는 단백질과 비타민 A가 풍부하게 들어 있다.

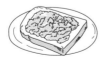

아침 식사를 거르면 오히려 살이 찐다!

'아침을 최소한으로 먹는 것이 좋다면 아예 안 먹는 게 더 낫지 않을까?'라고 생각할지도 모르겠다. 하지만 아침을 거르면 오히려 체중이 늘기 쉽다는 사실을 최근 나고야대학 연구팀이 밝혀냈다.

연구팀은 실험쥐를 두 그룹으로 나눠, 한 그룹에는 아침에 먹이를 주고, 다른 그룹에는 아침을 건너뛰고 4시간 늦게 먹이를 줬다. 사람으로 치면 아침 8시에 식사를 한 사람과 아침을 거르고 낮 12시에 첫 식사를 한 사람에 해당된다.

실험 결과 아침을 거른 그룹은 체지방이 늘어나 체중이 증가했다. 이유는 체내 에너지 대사를 담당하는 시계유전자와 지질 대사를 담당하는 유전자에 교란이 생겼기 때문이다. 또 아침을 거른 그룹은 활발하게 움직일 시간에 체온이 거의 상승하지 않았다. 즉 아침을 거르면 생체시계에 이상이 생겨 에너지를 별로 소비하지 않는 몸이 되어버린다. '아침은 먹는 게 좋을까, 거르는 게 좋을까'라는 논쟁은 오랫동안 이어져왔지만, 다이어트를 생각하면 거르지 않는 편이 좋다는 것을 입증한 연구 결과다.

아침을 거르면 오전 중에 집중력이 떨어진다는 단점도 있다. 또 점심에 폭식하게 될 가능성도 있다. 다이어트를 위해서는 아침을 거르는 대신 부족해지기 쉬운 식이섬유, 비타민, 미네랄이 함유된 식사를 하도록 하자. 단, 과식은 금물이다.

편의점에서 챙기는
간편한 점심 다이어트식

"다이어트 중 가장 망설여지는 부분은 점심 식사예요"라는 말을 자주 듣는다. 도시락을 싸기는 힘들고, 외식을 하면 당질을 과다 섭취하기 쉽다. 이럴 때 편의점을 이용해 볼 만하다. '편의점 음식은 건강에 안 좋다'는 이미지가 있을지도 모르나 최근에는 편의점 상품도 질이 좋아져서 고르기에 따라서는 건강한 다이어트 메뉴가 될 수 있다. 나도 점심에는 편의점 음식을 자주 활용한다. 오후 진료가 시작되기 전, 짧은 시간 안에 먹어야 해서 손쉽게 준비할 수 있는 점도 좋다.

점심 메뉴는 샐러드와 고기나 생선 같은 단백질로 구성한다. 나는 점심 식사 때 야채와 단백질을 제대로 섭취하려고 신경 쓴다. 그래서 샐러드도 참치나 삶은 달걀, 두부 등 단백질이 들어 있는 것을 선택한다.

편의점에서 사온 음식 외에 내가 따로 준비한 치즈나 찐콩을 곁들일 때도 있다. 겨울에는 샐러드 대신 야채 수프를 먹기도 한다. 점심 한 끼로 하루 섭취량의 야채(350g)를 대부분 섭취하고 있다. 단백질 계열 음식으로는 돼지고기 생강구이, 닭가슴살 샐러드, 어묵을 선택한다.

당질은 별로 섭취하지 않는다. 두 가지 이유가 있다. 하나는 저녁 식사 때 밥이나 파스타 등의 당질을 섭취하기 때문이고, 또 하나는 간식으로 단것을 먹고 싶기 때문에 그만큼을 비워두기 위해서다(자세한 내용은 125쪽 '단것을 먹어도 살찌지 않는 요령'에서 다룬다). 당질을 섭취하지 않아도 단백질과 야채를 실컷 먹기 때문에 포만감도 있다. 조금만 신경 써도 편의점 음식으로 건강한 점심 식사를 할 수 있다.

편의점에서 구할 수 있는 단백질과 저당질 메뉴 예시

야채 샐러드

삶은 달걀

닭가슴살 샐러드

저당질 빵

치즈

어묵

닭꼬치

인스턴트 된장국,
옥수수 수프

다이어트 면류

풀코스 저녁 약속이 있을 때
점심 식사 요령

앞서 최강의 아침 식사를 소개했는데 저녁에 회식으로 풀코스 요리, 튀김, 쇠고기 전골 등 칼로리가 꽤 높은 식사를 하게 될 때는 아침만 조절하는 것으론 부족한 감이 있으니 점심도 조절해 보자. 즉, 하루 전체 균형을 생각해 저녁에 무엇을 먹는지에 따라 거꾸로 아침, 점심 메뉴를 정해 보자.

내가 항상 실천하는 점심 조절 메뉴를 몇 가지 소개한다. 최강의 점심 조절법이다. 모두 간편하게 준비할 수 있는 메뉴들이니 회사에서도 활용해 보길 바란다.

최강의 점심 조절 메뉴 예

● **편의점 야채 + 보쌈**

편의점 야채와 보쌈을 같이 먹으면 드레싱 없이도 야채를 충분히 맛있게
먹을 수 있다. 삶은 달걀을 추가하면 더욱 좋다.

● **찐 콩을 넣은 컵누들 + 닭가슴살 샐러드**

컵누들에 찐 콩을 넣고, 편의점에서 사온 샐러드에 닭가슴살을 얹어 함께
먹으면 영양 균형도 좋고 양도 푸짐하다.

● **토마토 소스 + 찐 콩**

찐 콩에 시판 토마토 소스를 뿌려 전자렌지에 데우기만 하면 된다. 피자용
치즈를 토핑으로 올려도 좋다. 맛있고 양도 꽤 있어 포만감이 든다.

● **수프카레 + 찰보리**

수프카레는 일반적인 카레보다 당질이 낮다. 찰보리(138쪽 참조) 대신 찐
콩을 넣어도 맛있고 씹는 맛도 있다. 밀가루를 함유한 레토르트 카레와 백
미를 섞은 카레라이스보다 수프카레&찰보리가 당질이 훨씬 낮다.

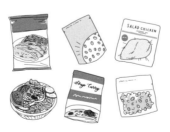

아침과 점심을 잘 조절했다면
저녁에는 좋아하는 음식을 먹어라

아침, 점심 식사를 잘 조절했다면 저녁에는 편안한 마음으로 좋아하는 음식을 먹어도 좋다. 나도 저녁에는 밥이나 파스타, 면류와 같은 당질을 과하지 않은 정도로 적당히 먹는다.

하지만 저녁 식사 때도 야채나 수프 등을 먼저 먹고, 그 다음에 고기나 생선 등의 메인 요리를 먹고, 마지막으로 밥을 먹는 식으로 먹는 순서를 지킨다.

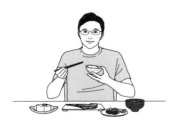

저녁 식단의 비결은 반찬 수를 늘리는 데 있다. 메인이 스테이크라면 따뜻한 야채와 새싹채소, 버섯볶음 등을 그릇에 화려하게 담아보자. 이렇게 먹으면

자연스럽게 영양 균형이 맞춰지며, 무엇보다 다양한 종류의 음식으로 인해 만족도가 높아진다. 그리고 마지막에 먹는 주식, 즉 당질은 되도록 적게 먹자.

밥을 마지막에 먹으면 당질의 과잉 섭취를 막을 수 있다.

CHCEK IT!

최강의 아침, 점심 식사 조절을 통해 저녁에는
당질 제한으로부터 약간은 자유로워지자! 밥을 마지막에 먹기만 해도
수월하게 당질 과잉 섭취를 막을 수 있다.

나의 저녁 식단을 공개한다!

평소에 나는 일을 마치고 저녁 8시 무렵에 식사를 한다. 대체로 아내가 만들어주는 요리를 집에서 천천히 먹는다. 가끔 직접 요리해 먹기도 한다. 업무상 외식을 할 때가 많지만 역시 집에서 먹는 밥이 편안하고 좋다. 저녁 식사는 일본 요리일 경우 야채나 버섯, 두부를 활용한 반찬 2~3가지에 건더기를 많이 넣은 수프나 된장국을 곁들여 메인 요리를 먹는다. 메인 요리는 주로 해산물 위주로 먹지만 고기도 자주 먹는다. 늘 영양 균형을 생각하며 만들어주는 아내에게 감사할 따름이다.

식사 초반에 야채 반찬이나 국물을 많이 먹어두면 제법 배가 부른다. 마지막에 먹는 밥은 보통의 밥그릇보다 더 작은 그릇에 담는다. 그마저도 반찬만으로 배가 부를 때는 먹지 않는다.

단것을 먹어도 살찌지 않는 요령

날씬해지고 싶다면 단것은 금물이라는 건 다이어트의 상식으로 통한다. 단것은 당질이 많고 칼로리도 높아 말 그대로 다이어트의 큰 적이나 마찬가지다.

하지만 그렇다고 해서 좋아하던 단것을 갑자기 끊어버리면 엄청난 스트레스가 쌓이지 않겠는가. 실은 내가 단것을 무척 좋아한다. 다이어트 중에도 단것을 완전히 끊지 못했다.

'어떻게 해야 단것을 먹어가며 다이어트를 할 수 있을까' 고민하던 중 단것이 들어갈 공간을 생각해 냈다. 하루에 섭취할 전체 당질의 양을 계산해 맞추기로 한 것이다. 나는 아침, 점심에 당질을 제한해 단것이 들어갈 공간을 만들어둔다. 그리고 오후 진료가 시작되기 전에 블랙커피와 함께 쿠키나 초

콜릿, 양갱 같은 소량의 과자를 행복한 마음으로 먹는다. 앞에서 언급한 비말원을 고려해서 이렇게 먹고 있다. 기억하겠지만, 오후 2시부터 6시 사이는 하루 중 지방이 잘 쌓이지 않는 시간대다.

단것을 먹을 때 블랙커피나 따뜻한 차를 같이 마시면 당질 섭취량도 줄이고, 카페인이나 차 카테킨(133쪽)의 지방 연소 효과도 기대할 수 있다.

최근 내가 즐겨 먹는 디저트 중 다이어트 효과가 가장 높은 것은 찐 검은콩을 토핑으로 얹은 요구르트다. 요구르트에 찐 검은콩을 올리기만 하면 되는데 저당질에 고단백, 풍부한 수용성 식이섬유로 이루어진 최강의 다이어트 레시피다. 일반적인 찐 콩도 좋지만 검은콩은 안토시아닌(anthocyanin)이라고 하는 폴리페놀(polyphenol)의 일종이 함유되어 노화방지 효과도 기대할 수 있다.

단것이 먹고 싶다면 단맛이 첨가된 요구르트도 괜찮고, 소량의 꿀을 넣어 단맛을 즐겨도 좋다. 과자나 아이스크림에 비해 당질이 훨씬 낮으면서 다이어트 효과가 기대되는 영양소를 함께 섭취할 수 있다.

단것을 먹어도 살이 찌지 않는 4가지 원칙

1 | 단것이 들어갈 공간을 만들어둔다

2 | 오후 2시에서 6시 사이에 소량을 먹는다

3 | 블랙커피나 차와 함께 먹는다

4 | 요구르트에 찐 콩을 넣어 먹는다

이 4가지 원칙을 지키면 다이어트 중 단것을 먹어도 괜찮다.

이것만 지키면 술을 마셔도 살찌지 않는다

"배가 쏙 들어가게 하려면 맥주는 안 마셔야겠죠?"

자주 받는 질문이다. 일을 마친 후 저녁에 마시는 맥주, 목욕 후에 마시는 맥주를 하루 중 큰 낙으로 여기는 사람이 많다. 배가 나온 이유를 맥주 탓으로 여기는 사람이 적지 않지만 사실 술과 내장지방은 그다지 관계가 없다.

술 칼로리는 '엠프티 칼로리(empty calory)'여서 바로 체내에서 대사된다. 술의 당질을 신경 쓰는 사람이 많은데, 술에 포함된 당질은 밥이나 과자로 섭취하는 당질과는 다르다. 술이 비만으로 이어지는 가장 큰 이유는 함께 먹는 안주 때문이다.

예시로 적절하지 않을 수 있으나 알코올 의존증을 앓는 사람들은 대부분 날씬하다. 안주를 먹지 않고 술만 마시기 때문이다. 일반적으로 술을 마시면 식욕이 왕성해진다. 특히 맥주 등을 마시면 닭다리 튀김이나 감자튀김 등 기름진 음식이 땡긴다. 또 다 마시고 나서는 마무리로 라면까지 먹는다.

술을 마실 때 안주에 주의하면 맥주든 와인이든 마셔도 좋다. 당질이 높은 일본청주도 마른 오징어, 야채 스틱을 안주 삼아 마시면 살은 별로 안 찐다. 에다마메(풋콩)나 치즈, 닭꼬치도 안주로 추천한다. 닭꼬치는 소스 대신 소금을 곁들여 먹는 것이 좋다. 다만, 닭껍질은 피하자.

하지만 그렇다고 해서 술을 무제한으로 마셔도 좋다는 이야기는 아니다. 어디까지나 적절하게 즐기도록 하자. 적정량을 지키며 일주일 중 최소 하루는 간이 쉴 수 있도록 술을 마시지 않으며 술과 적절한 관계를 맺도록 하자.

CHCEK **IT**!
마시는 양과 안주에 주의하면 술을 마셔도 괜찮다!

적절한 술의 양

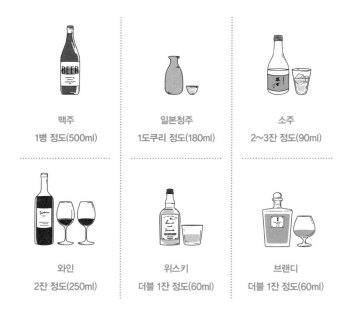

맥주
1병 정도(500ml)

일본청주
1도쿠리 정도(180ml)

소주
2~3잔 정도(90ml)

와인
2잔 정도(250ml)

위스키
더블 1잔 정도(60ml)

브랜디
더블 1잔 정도(60ml)

* 여성은 위 분량의 절반 정도가 적절하다.

출처 : 일본고혈압학회, 《고혈압 치료 가이드라인》

내장지방을
쏙 빠지게 하는
최강의 식품

이 장에서는 내장지방을 뺄 때
든든한 지원군이 되어주는
최강의 식품과 다이어트 중 칼로리를 억제해 주는
식자재를 소개한다. 내장지방은
무엇을 먹느냐에 따라 충분히 빠질 수 있다.

섭취만 해도 에너지가 소비되는 차 카테킨

첫 번째 식품은 차 카테킨이다. 차 카테킨은 녹차잎에 함유된 폴리페놀 성분으로, 누구나 손쉽게 구할 수 있는 최강의 식품이다.

차 카테킨을 꾸준히 섭취하면 비만이 될 소지가 있는 사람도 내장지방이 줄어든다는 보고가 있다. 차 카테킨은 지방 분해 및 소비를 돕는 효소를 활성화시키고, 지방의 대사를 높여 내장지방을 줄여준다. 차 카테킨 540mg을 매일 섭취하면 하루 약 100kcal(10분 달릴 때 소모되는 양)의 에너지가 소비된다.

차 카테킨은 녹차나 말차와 같은 차에 많이 함유되어 있다. 우롱차나 홍차에도 들어 있으나 함유량이 적고, 보리차에는 없다. 요즘에는 차 카테킨 음료가 다양하게 나오니 활용해 봐도 좋겠다. 나도 평소에 차 카테킨을 적극적으로 섭취한다. 이 책 말미의 '마치며'에서 나의 다이어트에 대해 자세히 소개하는데, 다이어트에 성공한 지금은 더욱 멋진 몸을 만들기 위해 매일 열심히 운동한다. 다이어트에 성공했을 당시 나의 체지방률은 11.7%였다. 꽤 날씬한 상태였지만 한 자릿수에 진입하는 것이 나의 목표였다. 참고로 한 자릿수 체지방은 운동선수급이다.

하지만 12%가 안 되는 체지방률에서 1%를 더 낮추는 것은 상당히 어려운 일이다. 운동도 열심히 했고, 식사도 신경쓰며 단백질을 충분히 섭취했는데도 11.7%에서 멈추었다.

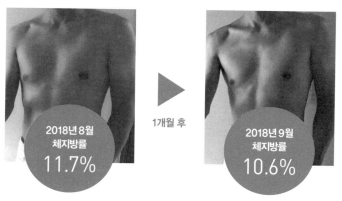

2018년 8월
체지방률
11.7%

1개월 후

2018년 9월
체지방률
10.6%

* 저자가 트레이닝 중 1개월간 매일 차 카테킨 음료를 꾸준히 마신 결과

'더 이상은 안 빠지려나' 하고 포기하던 중 우연히 차 카테킨 효과를 알게 되어 시도해 보았다.

가장 먼저, 운동을 할 때나 골프를 칠 때 물이나 스포츠 음료 대신 차 카테킨 음료로 바꿨다. 일반적인 스포츠 음료에는 당분이 꽤 들어 있다. 스포츠 음료를 과다하게 마시다 당뇨병을 악화시킨 사람도 적지 않다. 혈당치가 올라가니 당연히 다이어트에도 좋지 않다.

차 카테킨 음료를 꾸준히 마신 지 1개월쯤 후, 드디어 체지방률이 10.6%로 낮아졌다. 온전히 차 카테킨 덕분이라고 말할 수는 없지만 10%대 진입을 포기하고 있었던 만큼 상당히 기뻤다.

차 카테킨의 장점은 평소대로 활동하면서 마시기만 해도 칼로리 소비량을 높여준다는 데 있다. 바쁘거나 몸 상태로 인해 운동을 할 수 없는 사람에게 특히 추천한다.

CHCEK IT!

내장지방을 줄여주는 최강의 식품 중 하나는 차 카테킨이다.
매일 마시기만 해도 칼로리 소비량이 올라간다.

차 카테킨 음료의 지방 소비 효과

■ 복부 내장지방 면적의 변화 ■

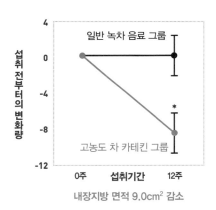

내장지방 면적 9.0cm² 감소

평균±표준오차,
*P < 0.05

남성 43명, 여성 37명 등 총 80명을 A, B 두 그룹으로 나눠 식생활 및
운동량은 평소와 다름없이 유지하면서 매일 차 카테킨 음료 1병을 12주
간 마시게 한 결과
A: 고농도 차 카테킨 그룹(39명)
B: 일반 녹차 음료 그룹(41명)

출처 : 쓰치다 다카시 등(土田隆ら) 〈Prog.Med.〉 22, 2189-2203쪽(2002)을 참고해 작성

■ 차 카테킨 음료의 일상생활 중 지방 소비 효과 ■

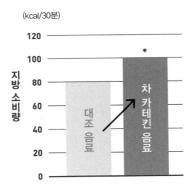

(kcal/30분)

지방 소비량

*P < 0.05

건강한 성인 14명에게 고농도 차 카테킨 음료(1병당 차 카테킨 570mg 함유)
또는 대조 음료(1병당 차 카테킨 0mg 함유)를 하루에 1병씩 8주간 섭취하게
한 후 걸을 때 호흡을 분석함(섭취 기간 중 주 3회 30분씩 걸음).
데이터는 평균치

출처 : 〈J.Health Sci.〉 51, 233-236쪽(2005)을 참고해 작성

식이섬유가 풍부하고 칼로리는
백미의 절반인 찰보리

찰보리는 칼슘, 철분, 칼륨, 비타민 B_1, 단백질을 균형 있게 함유한 보리의 일종으로, 최근 건강식품으로 크게 주목받고 있다. 식이섬유도 백미보다 약 25배나 더 많이 들어 있다. 그 중에서도 수용성 식이섬유인 베타글루칸을 집중해서 볼 필요가 있다.

베타글루칸은 당분이나 지방 흡수를 줄여주고, 대장에서 장내 유익균의 먹이가 되어 장내 유익균을 늘려주는 작용을 한다. 오독오독 씹히며 쫀득쫀득한 식감에 맛도 있다. 포만감도 있고 식이섬유 덕분에 공복이 쉽게 찾아오지 않는다. 그러면서도 칼로리는 백미의 절반 정도다.

찰보리는 백미와 함께 섞어서 밥을 짓기만 하면 된다. 얼마나 넣을지는 자유롭게 정하면 되는데 처음에는 백미 150g 에 찰보리 50g 정도로 섞어 먹어보자. 익숙해지면 백미와 찰 보리를 반반씩 섞어도 좋다.

다이어트의 강력한 지원군, 브로콜리

우리집 식탁에는 거의 매일같이 브로콜리가 올라온다. 살짝 데치기만 하면 먹을 수 있어 메인 요리에 곁들이거나 샐러드나 수프에 넣어 먹는 등 요긴하게 활용한다. 브로콜리는 다이어트에 상당한 도움이 되는 야채다. 무엇보다 포만감이 있다. 식사 후에 약간 부족하다고 느낄 때도 브로콜리를 먹으면 된다. 식이섬유도 풍부해 쉽게 공복이 찾아오지 않는다.

브로콜리는 야채의 왕이라 불릴 정도로 영양도 우수하다. 비타민C, 비타민E, 비타민K 외에 엽산, 칼륨, 마그네슘, 효소, 피토케미컬(phytochemical)이 풍부하게 들어 있다. 특히 피토케미컬의 일종인 설포라판(sulforaphane) 성분은 강력한 항산화 작용과 항염증 작용이 있어 각종 암을 예방하는 효과가 있다고 밝혀졌다.

　브로콜리 새싹에는 고농도의 설포라판이 들어 있는 것으로 알려졌다. 브로콜리 새싹은 생으로 먹을 수 있어 샐러드 토핑으로도 알맞다. 나도 주 2~3회 정도 먹고 있다. 브로콜리는 씹는 맛도 있고, 암 예방을 비롯한 건강 증진 효과도 있으니, 여러분도 꼭 매일의 식생활에 도입해 보길 바란다.

CHCEK **IT!**

야채의 왕이라 할 수 있는 브로콜리는 영양이 매우 풍부하다.
내장지방을 없애는 강력한 지원군이기도 하다. 그러나 과다복용 시에는
위장장애를 일으킬 수도 있다.

생선 기름으로 내장지방 격퇴, 고등어 통조림

'고등어 통조림은 다이어트 효과가 있다.'

예전에 TV 프로그램에서 이러한 발언을 했더니 마트에서 고등어 통조림이 품절되는 사태가 빚어져 화제가 된 적이 있다. 고등어에는 EPA(에이코사펜타엔산, eicosapentaenoic acid)와 DHA(도코사헥사엔산, docosa hexaenoic acid)가 풍부하게 함유되어 있다. EPA, DHA는 오메가3 불포화지방산이다. 생선에 많이 들어 있는 불포화지방산은 중성지방이 합성되는 것을 막고, 지방 분해를 촉진한다. 또한 동맥경화 진행을 억제하여 심근경색, 뇌경색을 예방하는 효과가 있다.

일찍이 치바현에서 실시한 역학조사를 통해 어촌 사람들이 농촌 사람들에 비해 뇌졸중이나 심근경색을 일으킬 확률이 적다는 사실이 알려졌다.

원인은 생선 섭취, 즉 EPA와 DHA 섭취량의 차이로 밝혀졌다. 어촌 사람들의 혈중 EPA, DHA 농도는 농촌 사람들보다 두드러지게 높았다. 비단 일본뿐만 아니라 세계 각국에서 실시한 의학 연구 결과로, 현재 EPA와 DHA는 지질이상증 치료약으로 널리 활용되고 있다. EAP, DHA를 섭취하면 혈액 속 지질 균형이 개선되며, 혈소판의 과도한 활성화를 억제해 동맥경화 진행을 막는 데 도움이 된다.

또 장에서 나오는 '날씬해지는 호르몬(GLP-1)'의 분비도 촉진되어 내장지방이 줄어드는 효과도 기대할 수 있다.

CHCEK IT!

고등어 통조림은 내장지방을 줄여줄 뿐만 아니라
동맥경화 예방 효과도 있어 추천한다.

EPA와 DHA를 효율적으로 섭취하려면
생선 통조림 안에 든 국물까지 다 활용하자

EPA와 DHA는 얼마나 먹어야 좋을까. 둘 다 합쳐서 하루에 1g 정도 먹는 것이 좋다. 이는 생선 한 토막 분량에 해당한다. 참치회라면 4점 정도다. 다만 요리법이 문제다. 구운 생선이나 찐 생선, 튀긴 생선은 조리중 EPA와 DHA가 빠져나간다. 그래서 EPA와 DHA를 효율적으로 섭취할 수 있는 통조림을 추천한다. 특히 맛이 첨가되지 않은 생선 통조림은 각종 요리에 넣기도 편하다. 비결은 국물까지 사용하는 것이다. 수프로 만들거나 야채 요리에 넣어 먹으면 좋다. 생선은 조리하기 귀찮다는 사람도 있을 텐데 통조림이라면 간편하게 요리할 수 있고, 가격도 저렴하여 더할 나위 없다. 이러한 이유로 TV에서 몇 번 추천했더니 고등어 통조림 열풍이 불어 '선생님 때문에 고등어 통조림을 못 사게 됐다'고 환자에게 혼난 적도 있다.

통조림이든 뭐든 생선은 먹고 싶지 않다면 영양제로 섭취해도 괜찮다. 또 생선에 비해서는 부족하지만 EPA와 같은 불포화지방산(오메가3 지방산)인 아마유, 들기름을 섭취해도 좋다. 다만 열에 약하기 때문에 가열하는 조리는 피해야 한다. EPA, DHA를 적극적으로 섭취하되 돼지비계와 같은 포화지방산, 샐러드유 등의 오메가6 지방산을 줄이는 것도 중요하다는 점을 염두에 두자.

고등어 통조림 레시피

■ 고등어 통조림과 토마토 소스 조림 ■

● **재료(1인분)**

고등어 통조림 200g, 양배추 1겹, 양파 1/4개, 브로콜리(데친 것) 2~3개,
시판 토마토 소스 1/2캔, 올리브오일 1/2큰술, 치즈가루 적당량

● **만드는 법**

① 양배추는 한입 크기로 썰고, 양파는 반달모양 썰기를 한다.
② 프라이팬에 올리브오일을 넣어 달구고, 양배추와 양파를 살짝 볶는다.
③ 시판 토마토 소스와 고등어 통조림을 넣고 5분 정도 조린다.
④ 그릇에 담고 브로콜리를 올린 후 치즈가루를 뿌린다.

| 포 | 인 | 트 |

브로콜리는 식이섬유가 풍부한 잎채소이며, 영양 성분의 보물창고와도 같다. 이
레시피는 브로콜리에 고등어와 토마토 영양 성분까지 첨가된 최강의 레시피다.
술안주로도 제격이다.

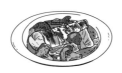

고등어 통조림 응용 레시피

● 고등어＋고추냉이 간장

고추냉이 간장을 넣어 고추냉이의 매운 맛과 향으로 포인트 주기

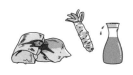

● 고등어＋요구르트 소스

요구르트에 다진 마늘을 약간 섞어 터키 풍으로 완성

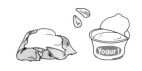

● 고등어＋흑후추 레몬

레몬즙과 통흑후추를 듬뿍 넣기

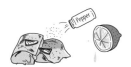

● 고등어＋마요네즈＆케첩 소스

마요네즈와 토마토케첩의 부드러운 맛 곁들이기

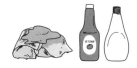

다이어트 중 먹어도 괜찮은 수프카레

다들 카레를 좋아하겠지만, 카레는 다이어트에 적합하지 않은 음식이다. 대부분의 카레 루(밀가루를 버터에 볶아 카레 가루를 섞은 것. 이렇게 조리된 것을 고형 또는 페이스트, 플레이크 상태로 시판한다 – 옮긴이)에는 당질과 지질이 잔뜩 들어 있다. 이를 밥에 얹어 먹으니 당질도 칼로리도 어마어마해진다. 하지만 다이어트 중에도 카레가 먹고 싶을 때가 있을 것이다.

이때 추천하는 식품은 수프카레다. 홋카이도에서 만들어진 수프카레의 특징은 걸쭉함이 적은 산뜻한 수프에 큼직한 재료가 들어간다는 점이다. 루에 밀가루를 많이 넣지 않아 당질과 칼로리도 낮다.

이 수프카레에 앞에서 소개한 찰보리를 넣으면 흰 쌀밥이 없어도 충분한 식사가 된다. 식이섬유가 풍부한 비지 가루를 섞어 먹어도 포만감이 든다. 편의점에서 파는 샐러드 치킨을 넣어도 맛있다.

● **재료**(1인분)

닭안심 100g(또는 돼지안심 100g), 단호박 60g, 양파 1/2개, 파프리카 1/2개, 냉동야채 30g, 방울토마토 5알, 고형카레 1블럭, 토마토케첩(노슈가) 2스푼, 육수 2컵, 소금, 후추, 올리브오일 3스푼

● **만드는 법**

① 닭안심과 단호박에 물 5컵을 넣고 20분간 끓여 육수를 만든다. 닭안심과 단호박은 건져둔다.
② 방울토마토는 씻어 꼭지를 제거하고, 양파는 채썰고, 단호박과 파프리카는 먹기 좋게 썰어준다.
③ 달군 프라이팬에 올리브오일 2스푼을 두르고 건져둔 닭안심과 단호박, 방울토마토, 파프리카, 냉동야채를 볶아 수프에 곁들여 낼 재료를 준비한다.
④ 냄비에 올리브오일 1스푼을 두르고 양파를 볶다가 양파에 갈색빛이 돌면 육수, 카레, 케첩, 소금, 후추를 넣어 수프를 끓인다.
⑤ 끓인 수프에 ③에서 준비한 고기와 각종 야채를 곁들여 낸다.

* 좋아하는 야채, 집에 있는 야채로 다양하게 구성해 즐길 수 있고, 취향에 따라 토마토케첩의 양을 조절해서 원하는 산미에 맞추면 입맛에 딱 맞는 수프카레를 즐길 수 있다.

다이어트를 하고 싶다면 식후 혈당을 의식하자

나는 간편하게 혈당 수치를 체크할 수 있는 혈당측정기를 가지고 있어
종종 혈당을 재본다.

당뇨병은 아니지만 무엇을 얼마만큼 먹으면 혈당이 높아지는지 상세히
알아두는 것은 업무 차원에서도 중요하고 내 다이어트에도 도움이 된
다. 혈당측정기로 재면 무엇을 먹을 때 혈당이 쉽게 올라가는지 바로
알 수 있다.* 예를 들어 카레라이스는 혈당 상승이 심하다. 내 공복혈당
은 약 90mg/dl로 정상이지만, 카레를 흰 밥에 얹어 평소처럼 먹고 1시
간 뒤 재보면 160mg/dl까지 확 올라간다. 볶음밥도 비슷하게 올라간다.
내가 먹은 음식으로 인해 혈당 수치가 상승하는 것을 보면 두려워진다.
내 경우 체질적으로 식후 혈당이 쉽게 올라가는 편이다. 그래서 의식하
지 않고 무턱대고 먹었던 30대에 살이 그렇게 쪘던 것 같다. 살이 찌는
데는 다 이유가 있다는 생각이 든다. 당뇨병에 걸리지 않았다면 반드시
혈당측정기를 가지고 있을 필요는 없다. 다만 다이어트를 하고 싶다면
식후 혈당을 늘 염두에 두는 것이 좋다. 고혈당이 되면 솟구친 혈당치
를 낮추기 위해 인슐린이 분비되며, 고혈당 상태가 지속되면 혈관도 손
상된다. 이 점을 생각하면 몸에 부담이 가지 않는 식사(갑자기 혈당이 올라
가지 않는 식사)가 얼마나 중요한지 새삼 느끼게 된다.

* 식후 혈당은 식후 2시간 정도 지났을 때 측정하며 140mg/dl만이면 정상이고,
  140mg/dl 이상이면 식후 고혈당이다.

힘들지 않은
지속 가능한 운동,
좀비 체조

화장실, 회사, 집에서 할 수 있는
'상황별 좀비 체조'를 소개한다.

좀비 체조는 한 번 하는 데 약 5분 정도밖에
걸리지 않지만 장점은 많다. 그럼에도 환자들 중에는 바빠서
5분조차 내기 어렵다는 사람도 있다.
또 직장에서는 주변 사람들 눈이 있어
좀비 체조를 하기 어렵다는 회사원도 있다.
이런 이들을 위해 상황별 좀비 체조도 소개하니
잘 읽어보기 바란다.

이 장에서는 운동을 어떻게 활용할지에 대해 소개한다. 다이어트의 90%는 식사가 좌우하지만, 다이어트의 진정한 완성은 운동이다. 그 이유는 세 가지가 있다.

1 | 운동 없이 살을 빼면 야위어 보인다

그저 살을 빼기만 하면 여성인 경우 몸의 굴곡이 사라지며, 남성도 빈약한 몸이 되어버린다. 이왕이면 젊어 보이는 멋진 몸을 만들어 인생을 바꿔보자!

2 | 운동을 하면 근육이 늘어나 대사가 올라간다

운동을 하면 근육이 늘어나고, 근육이 늘어나면 대사가 올라가 살이 빠지기 쉬운 몸이 된다.

3 | 건강 유지에도 중요하다

운동은 건강 유지를 위해서도 중요하다. 인간의 몸은 움직이기 위해 만들어졌다. 운동 부족은 동맥경화, 뇌경색, 심근경색 등을 불러올 수 있다. 치매나 암도 운동 부족과 관련이 있다고 알려졌다.

오래 산다 해도 긴 세월 동안 병을 앓거나 누워서만 지내야 한다면 본인은 물론이고 주변 사람도 괴롭게 마련이다. 중요한 것은 건강수명이다. 나이가 들어서도 혼자 힘으로 걸으며, 건강하게 살고 싶지 않은가? 이를 위해서도 운동은 빠트릴 수 없다.

좀비 체조로 날씬해지자!

나는 오랫동안 생활습관병 환자들을 진료해 왔다. 당뇨병, 지질이상증, 고혈압 등의 생활습관병에 걸렸을 때는 투약과 같은 치료에만 의존해서는 안 되고, 식사요법과 운동도 신경 써야 한다. 그래서 환자 한 사람 한 사람에게 맞춰 운동을 제안하면 모두들 알겠다고 대답한 후 돌아간다.

그러나 그 후, 운동을 하고 있는지 물으면 대부분 아니라고 대답한다. 그러면서 운동을 못하는 이유를 늘어놓기 시작한다. '시간이 없어서', '여기저기 아파서', '추워서', '더워서', '꽃가루 알레르기가 있어서' 하고 말이다. 이런 일이 반복되면서, 이렇게 말하는 환자의 입장이 되어 '이런 것은 어떨까?', '이런 것이라면 할 수 있으려나?' 생각하며 내가 직접 여러 가지 시도해 보고 시행착오를 겪은 후에 고안해 낸 운동이 바로 좀비 체조다.

좀비 체조는 1세트당 5분 이내로 어디서든 할 수 있는 유산소 운동이다. 이 동작을 매일 3세트 시도하면 30분 동안 걸은 것과 같은 효과를 볼 수 있다.

내가 만들고서 내 입으로 직접 말하기는 뭣하지만 궁극의 운동이라 자부한다. 운동을 전혀 하지 않았던 사람, 운동을 매우 싫어하는 사람도 좀비 체조는 할 수 있었다고 말한다.

"이 운동을 하고 나서부터 몸 상태가 많이 좋아졌어요."

"다이어트에 속도가 붙기 시작했어요."

이렇게 기쁜 소식을 들려주기도 한다.

CHCEK **IT!**

내장지방을 줄이려면 역시 운동이 효과적이다.
내가 가장 추천하는 운동은 좀비 체조다.

큰 노력 없이 일상생활 중에 시도할 수 있다

살이 찌면 운동은커녕 몸을 움직이는 것조차 힘들어진다.

"매일 1시간씩 걸으세요."

"스포츠 센터에 다니며 트레이닝을 해보세요."

아무리 조언을 해도, 시간이 걸리고 힘든 운동은 좀처럼 실행에 옮기기 어렵다. 이렇듯 운동이 버거운 사람에게 잘 맞는 것이 좀비 체조다. 좀비 체조는 일상생활 중 틈틈이 시도해 볼 수 있으며 시간도 많이 걸리지 않는다. 일상생활 중 짬을 내어 해보는 것만으로도 운동이 되니 여러분도 시도해 보길 바란다.

5분 좀비 체조는 10분 걷기와 같은 운동 효과가 있다

누구나 간단하게 할 수 있는 운동이라고 하면, 운동 효과가 별로 없을 거라고 생각할지도 모르겠다. 하지만 좀비 체조의 운동량은 생각보다 상당하다.

원래 나는 TV를 보면서 할 수 있는 '그 자리에서 하는 조깅'을 제안했다. 참고로 조깅은 그냥 걷는 것보다 2~3배 에너지를 소비한다고 알려져 있다. '그 자리에서 하는 조깅에 상반신 동작을 추가하면 어떨까?' 이렇게 생각해 만든 운동이 바로 좀비 체조다.

자세한 방법은 뒤에서 소개할 텐데, 힘을 빼고 어린아이가 '싫어 싫어' 하듯 상반신을 흔드는 동작이다. 이 동작을 하면 마치 좀비같이 보여서 좀비 체조라고 이름을 붙였다. 좀비 체조의 가장 큰 매력은, 아무리 운동을 싫어하는 사람도 할 수 있고 운동 효과도 상당하다는 것이다. '겨우 이것만 해도 된다고?'라며 놀랄지도 모르나, 1세트만 실시해도 10분간 걸은 것과 맞먹는 운동량이 된다. 하루에 3번 한다면 30분 걸은 운동 효과를 볼 수 있다.

하반신의 모든 근육이 단련된다!

좀비 체조는 복부를 의식하면서 실시하면 하반신의 거의 모든 근육을 단련할 수 있다.

참고로 하반신에는 우리 몸 전체 근육의 60~70%에 이르는 근육이 집중되어 있다. 근육을 사용하면 브래디키닌(bradykinin)이라는 생리활성물질이 분비된다. 이 물질이 혈관 내측 벽에서 엔오(NO, 일산화질소)라는 가스 상태의 물질을 내보낸다. 엔오는 혈관을 부드럽게 유지하는 작용을 하며, 상처가 난 혈관을 회복시켜 젊어 보이게 한다. 혈관과 심장 건강에 빠트릴 수 없는 물질이다.

좀비 체조를 하면 근육이 단련될 뿐만 아니라 혈관이 마사지되어 어려 보이는 상태를 유지할 수 있다. 게다가 좀비 체조는 발가락 끝부터 착지하기 때문에 관절에 가해지는 부담도 적고, 다리와 허리에 통증이 있는 사람이라도 무리하지 않고 안전하게 할 수 있다.

마음 안정 효과도 있다

좀비 체조의 네 번째 장점은 마음 안정 효과가 있다는 것이다. 현대인은 누구나 바쁘고 몸도 마음도 지쳐 스트레스가 쌓여 있다. 그래서 운동을 스트레스 발산의 일환으로 생각하면 좋겠다는 것이 좀비 체조를 떠올린 발상의 원점이었다.

상반신을 흔들어 움직이면 혈행이 좋아져 어깨나 목 결림도 풀린다. 환자들에게 추천했더니 "선생님, 이거 너무 좋아요!", "어깨 결리던 것이 풀렸어요", "좀비 체조를 하면 어느새 얼굴에 웃음이 번져요" 하고 호평이 이어졌다. 그래서 TV 프로그램에서도 소개했다.

즐겁게 할 수 있고 마음 안정 효과도 있는데 운동 효과까지 확실하다. 다만 한 가지 단점을 들자면, 동작이 우스꽝스

러워 남들 앞에서 하기에는 약간 망설여진다는 점이다. 하지만 서 있는 공간만 확보된다면 얼마든지 할 수 있으니 집 안에서 하면 된다.

자세한 방법은 다음 쪽에서 소개한다. 좀비 체조를 매일 시도해 보자.

좀비 체조 [초급편]

❶ 제자리걸음 운동

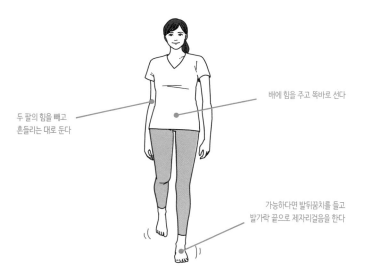

두 팔의 힘을 빼고
흔들리는 대로 둔다

배에 힘을 주고 똑바로 선다

가능하다면 발뒤꿈치를 들고
발가락 끝으로 제자리걸음을 한다

- 우선 배가 쏙 들어가도록 배에 힘을 주고 서서, 등을 곧게 세워 가슴을 편 자세를 취한다. 어깨·팔·손은 힘을 완전히 뺀다.
- 양팔을 있는 힘껏 올렸다가 힘을 빼고 내려 자연스럽게 늘어뜨린다. 이때 등이 굽어지지 않도록 주의한다.
- 자세를 유지한 채 그 자리에서 짧은 간격으로 제자리걸음을 반복한다. 뒤꿈치를 든 상태에서 발가락 끝으로 실시해야 더욱 효과적이다. 발에 통증이 있거나 근력이 떨어진 사람은 좁은 보폭으로 제자리걸음을 하는 정도로도 괜찮다.

❷ 싫어 싫어 운동

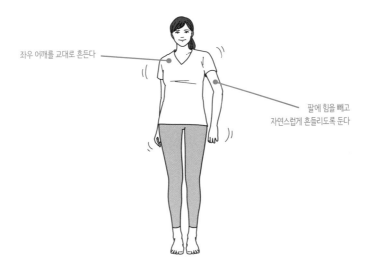

좌우 어깨를 교대로 흔든다

팔에 힘을 빼고
자연스럽게 흔들리도록 둔다

- 제자리걸음을 멈추고 어린이가 '싫어 싫어' 하는 것처럼 양팔을 앞뒤로 움직이고 상반신을 비튼다. 양팔은 어깨 움직임에 맞춰 흔들리게 둔다.

★ ❶ 동작을 몸 상태에 맞춰 15~60초 실시한 다음 ❷ 동작을 15~60초 실시한다. 이를 1세트로 하여 아침·점심·저녁 식후 30분 뒤 총 3세트를 실시한다.

* 시간에 얽매이지 말고 무리하지 않는 범위에서 자신의 상태에 맞춰 실시하자.

좀비 체조 [상급편]

❶ 제자리걸음 운동 + 싫어 싫어 운동

초급편에서 소개한 두 동작을
동시에 실시한다

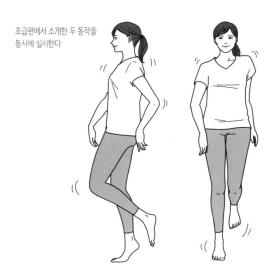

초급편 ❶, ❷ 동작을 동시에 실시하는 상급 체조다. 제자리걸음은 그 자리에서 조
깅을 하듯 무릎을 약간 올려 리드미컬하게 해도 좋다. 제자리걸음 혹은 그 자리에서
조깅에 맞춰 싫어 싫어 하듯 어깨를 앞뒤로 움직인다(이때 힘을 뺀 양팔은 자연스
럽게 흔들리게 둔다).

❷ 상급편 ❶을 1분간 실시한 후, 30초간 천천히 제자리걸음을 한다

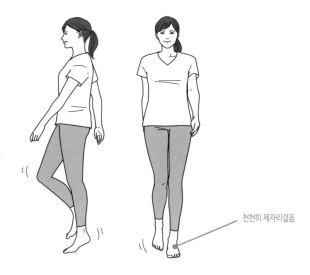

천천히 제자리걸음

★ 초급편으로는 부족하게 느껴진다면 상급편 체조를 시도해 보자. 상급편 ❶, ❷
동작을 1세트로 하여, 3세트 반복한다. 이렇게 하루에 3번 실시하면 약 10분간
걸은 것과 같은 운동량이 된다.

* 시간에 얽매이지 말고 무리하지 않는 범위에서 자신의 상태에 맞춰 실시하자.

유튜브 '이케타니 도시로 공식 채널'
https://youtu.be/h9SJl83oVCE

화장실에서 할 수 있는 좀비 체조

화장실을 그냥 다녀오기에는 오가며 소비하는 시간이 아깝다! 아무리 바빠도 화장실은 다녀와야 하고, 보통 하루에 4~5번은 화장실에 다녀올 것이다. 이때를 이용해 좀비 체조를 시도해 보자.

우선 일어선 후 '싫어 싫어 운동'을 하면서 조깅을 하듯 제자리걸음을 걷되 조금씩 앞으로 나아가, 평소보다 2~3배 시간을 들여 화장실로 가자. 느릿느릿 걸으며 조금씩 나아가야 한다. 화장실에 들어가서는 바로 앉지 말고, 15초 정도 들여 서서히 무릎을 구부리며 허리를 밑으로 내려 스쿼트를 하듯 천천히 앉는다. 볼일을 본 후에는 다시 천천히 15초를 들여 일어선다.

이 동작은 상당히 힘들다. 하지만 스쿼트는 굉장히 효과적인 하반신 근육 운동이다. 열심히 해야 한다. 화장실에서 나와서는 다시 좀비 체조를 하면서 돌아온다. 앉아서 업무를 할 경우, 천천히 스쿼트 하듯이 의자에 앉으면 더 효과적이다.

어떤가? 이렇게 하면 무리하지 않는 선에서 일상생활 중 좀비 체조를 실시할 수 있다. 그렇다고 나오려는 것을 참아가면서까지 하는 것은 건강에 좋지 않다. 볼일을 참다 돌연사하는 경우도 있다.

해보면 알겠지만 한 번만 해도 혈행이 촉진되어 상당한 운동 효과가 있다. 2분을 들여 화장실에 다녀온다면 2분 좀비 체조를 하루에 5번, 총 10분을 실시하게 된다. 기본적인 좀비 체조를 3회 이상 하게 되는 셈이다. 하루분의 좀비 체조를 화장실에 다녀오며 할 수 있다.

CHCEK **IT**!

화장실에 한 번 다녀올 때마다 좀비 체조를 하면
하반신 근육도 단련되고, 혈행도 촉진된다!

사무실에서 간단히 할 수 있는 좀비 체조

아무리 그래도 회사에서 좀비 체조를 하기엔 좀 그렇다는 사람도 있을 것이다. 이런 분들을 위한 간단한 좀비 체조 버전이 있다.

책상에서 일어나 이동할 때 하반신은 종종걸음을 걷고, 상반신은 양팔을 크게 흔드는 대신 부자연스럽지 않을 정도로 흔든다. 혹은 상반신을 흔들지 않아도, 귀엽게 종종걸음만 해도 좋다.

다만, 운동량을 높이기 위해서 앞으로 나아가는 속도는 평소 걸음보다 약간 느리게 해야 한다. 일부러 길을 돌아서 가거나 계단을 이용해 다른 층을 들러서 가면 더욱 좋다. 특히 앉아서 업무를 보는 사람은 혈행이 나빠지기 쉬우니 화장실

가는 김에 하면 좋다. 사무실에서 간단히 할 수 있는 좀비 체조는 다이어트뿐만 아니라 건강 관리를 위해서도 추천하고 싶다. 또 앉아서 할 수 있는 좀비 체조(172쪽 참고)도 꼭 시도해보길 바란다.

CHCEK IT!

회사에서는 간단한 좀비 체조 버전으로 실시해도 괜찮다.
앉아서 할 수 있는 좀비 체조를 해보자!

앉아서 할 수 있는 좀비 체조

❶ 의자에 걸터앉아 등을 곧게 세우고 배에 힘을 준다.

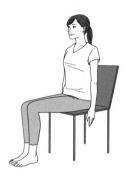

❷ 상반신만 싫어 싫어 운동을 한다(30초간).

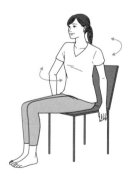

❸ 허리의 위치는 그대로 두고 상체를 젖혀 의자 등받이에 등을 붙이고 양 손으로 의자를 잡는다.

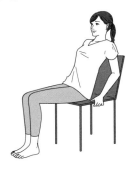

❹ ❸의 자세에서 허벅지를 각각 들어올린다(좌우 교대로 3회씩).

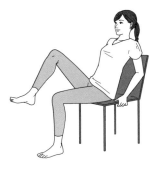

★ ❷~❹ 동작이 1세트다. 아침 · 점심 · 저녁으로 3세트씩 하루에 3번 실시한다.

집에서 거리낌없이 하는 좀비 체조

사람들 눈이 있는 장소에서는 좀비 체조를 실시하기가 쉽지 않지만 집 안에서라면 거리낌없이 시도해 볼 수 있다. 화장실에 갈 때뿐만 아니라 집 안을 이동할 때는 늘 좀비 체조를 하며 걷도록 하자. 이동하지 않더라도 제자리에서 좀비 체조를 해도 좋다. 무언가를 하는 김에 할 수 있는 것이 좀비 체조의 장점이다.

- TV를 보면서 좀비 체조
- 음악을 들으면서 좀비 체조
- 가족과 대화를 나누며 좀비 체조

이렇게 좀비 체조를 습관화한 생활을 나는 좀비 생활이라고 표현한다. 좀비 생활은 일반적인 생활보다 에너지를 약 3배 더 소비한다. 좀비 생활을 하면 내장지방이 붙을 여지가 없어진다.

올바른 복근 단련법

45쪽에서 일반적인 복근 운동(윗몸일으키기 운동)으로는 배가 들어가지 않고, 복근도 기르기 어렵다고 말했다. 복근을 기르려면 아래에서 소개하는 운동을 추천한다. 플랭크는 복근은 물론 체간(속근육, 코어)까지 확실히 단련시키는 운동이다. 약간 힘들지만 꾸준히 하면 확실히 몸이 바뀐다.

■ 복근 운동 1 ■

❶ 똑바로 누운 자세에서, 무릎을 가볍게 구부린다.

❷ 복부에 힘을 주고 배꼽을 바라보듯이 2초간 상체를 일으킨다.

❸ 다시 2초간 시작 자세로 돌아간다. 이때 머리는 바닥에 닿지 않도록 한다.

❹ ❶~❸을 10회 실시한다.

* 양손을 쭉 펴서 좌우 허벅지 위에 가볍게 올리고, 허벅지에서 무릎을 훑듯이 하면 좀 더 쉽게 할 수 있다.

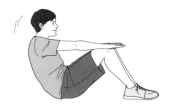

■ 복근 운동 2 ■

❶ 똑바로 누운 자세에서 고관절과 무릎을 직각으로 굽힌 채 다리를 공중에 둔다.

❷ 손을 머리 뒤에서 깍지 끼고, 상반신을 2초간 일으킨다.

❸ 이 자세를 2초간 유지한다. 이때 머리가 바닥에 닿지 않도록 한다.

❹ ❶~❸을 10회 실시한다.

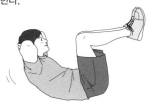

■ 플랭크 ■

❶ 바닥에 엎드린 자세에서 팔꿈치를 90도로 굽혀 팔로 몸을 지탱한다.

❷ 발은 어깨 넓이로 벌리고 발끝을 바닥에 붙여 무릎을 바닥에서 뗀다.

❸ 어깨에서 발목까지 일직선이 되도록 배에 힘을 주어 자세를 유지한다.

* 엉덩이가 올라가거나 허리가 휘지 않도록 몸을 쭉 편다. 처음에는 10초간 실시하고
  점차 시간을 늘려 최종적으로는 1분간 유지할 수 있도록 노력하자.

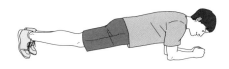

운동을 한다면
식후 30~60분을 추천한다

"운동을 한다면 어느 시간대가 좋을까요?"

"몇 분 정도 운동해야 하죠?"

환자들이 자주 묻는 질문이다. 운동하기 좋은 시간대와 적정 운동 시간에 대해 정리해 본다.

운동하기 좋은 시간대는 전문가에 따라 의견이 다르다. 나는 식후 30~60분을 추천한다. 그 이유는 혈당 상승을 막아주기 때문이다. 혈당 수치는 식후 1시간 전후에 가장 높아진다. 혈당치가 높아지면 인슐린이 분비되어 우리 몸이 쓰고 남은 혈당을 세포에 주입한다. 에너지로 소비되지 않고 남은 혈당이 간에 축적되거나 지방 세포에 쌓이는 것이다. 식후에 운동을 하면 혈중 포도당을 에너지로 사용하기 때문에 혈당치가 낮아져 지방이 축적되기 어려워진다. 그래서 운동을 한다면 식후 30~60분을 추천한다. 참고로 식후 곧바로 운동을 시작하는 것은 좋지 않다. 소화를 위해 30분은 몸을 쉬게 하자. 그후 30분 정도 몸을 움직이면 좋다.

가벼운 유산소 운동은 10분으로 충분하다

식후 운동을 할 때 격한 운동을 할 필요는 없다. 가벼운 유산소 운동을 10분 정도 해도 충분하다. 일반적인 체조도 괜찮고, 좀비 체조를 해도 좋다. 산책도 추천한다. 밖에서 점심을 먹는다면 길을 빙 돌아서 멀리 돌아오는 것도 좋다. 집에 있을 때는 가볍게 걸으러 나가거나 쇼핑하러 나가는 것도 한 가지 방법이다. 만약 과식을 했거나 다이어트 효과를 더 빨리보고 싶다면 10분 더 운동하면 된다.

CHCEK IT!

운동을 한다면 식후 30분에서
60분 사이에 10분간 가벼운 유산소 운동을 하자.

저녁 식사 후 운동을 통해
식사를 없었던 일로 만들자

식후도 아침 식사 이후, 점심 식사 이후, 저녁 식사 이후가 있는데, 나는 저녁 식사 이후에 하는 운동을 특히 추천한다. 저녁 식사 이후라면 비교적 시간을 내기 쉽고, 10분씩 2세트와 같이 운동을 모아서 할 수도 있다. 오늘 하루 너무 많이 먹었다고 느끼거든 저녁을 먹은 후에 적극적으로 운동하자.

나는 이를 '없었던 일로 만드는 운동'이라고 부른다. 다소 과식을 했다면 그날 저녁 몸을 더 많이 움직여 없었던 일로 만드는 작전이다. 꼭 무리하지 않는 범위에서 저녁 식사 후 없었던 일로 만드는 운동을 일상생활 중 활용해 보자.

CHCEK IT!

많이 먹은 날에는 저녁 식사 후 '없었던 일로 만드는 운동'을 추천한다.

아침 운동은 위험할까?

운동하기 좋은 시간대에 대해 한 가지 더 설명할 것이 있다. 아침에 걷거나 달리는 사람이 많이 있는데, 아침 시간은 운동하기에 적절하지 않다. 밤에 몸이 쉬고 있을 때는 부교감신경이 우위에 선다. 하지만 아침에 일어나면 교감신경이 우위로 바뀐다. 그러면서 혈관이 수축해 혈압이 올라간다.

이럴 때 운동을 하면 혈관에 부담이 간다. 그렇지 않아도 심근경색이나 뇌졸중 발작은 기상 후 1시간 이내 혹은 오전 중에 많이 발생한다. 혈압이 높거나 고령자인 경우 아침 기상 후 1시간 이내에는 운동을 삼가는 것이 좋다.

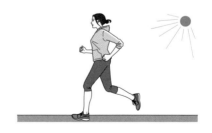

다섯째마당

매일 지속하면
극적으로 변한다!
상황별 생활 습관

작은 습관의 차이가 큰 체중 차이로 이어진다!

이 장에서는 일상에서 매일 실천하면
다이어트 효과가 쑥 올라가는 간단한 비결을 소개한다.
집 안에서, 업무 중에, 외출 장소에서 어렵지 않게 할 수 있지만,
실제로 시도하는 것과 시도하지 않는 것은
큰 차이가 있다. 작은 일이 하나하나 쌓여 큰 차이의 결과를 만든다.

전신 거울 앞에서
현실을 직시하는 습관을 들인다

나 자신도 그랬지만 살찌면 거울 보기가 싫어진다. 현실을 직시하고 싶지 않기 때문이다. 복부 주변이 신경 쓰이기 시작하고 벨트를 점점 더 느슨하게 매게 되는데도 모르는 척하거나 '아직 괜찮아', '별반 차이 없어' 하며 점점 둔감해진다.

현실에서 눈을 돌리는 순간 제방이 무너지듯 비만이 진행된다. 다이어트를 해야겠다고 마음먹었다면, 지금 당장 전신 거울 앞에서 자신의 몸을 똑바로 바라보는 일부터 시작하자.

매일 아침 체중계에 올라 몸무게를 잰다

다음으로, 매일 체중계 위에 올라가 지금 자신이 몇 kg인지 냉정하게 파악하자. 몸무게 재는 일이 두려워 체중계를 버린 사람도 있는데 이래서는 안 된다. 다이어트는 자신의 몸을 객관적으로 바라보고, 뱃살을 손으로 직접 쥐어보며 자신이 얼마나 살이 쪘는지 정확히 인식해야 비로소 시작된다.

체중을 재는 시간은 아침을 추천한다. 밤에 재는 체중은 그날의 식사에 쉽게 좌우된다. 나는 아침과 밤, 하루 두 번 체중을 재는데 밤에 재는 체중은 과음을 했거나 짠 음식을 많이 먹으면 체내 수분이 늘어 일시적으로 더 나갈 때가 많다. 다음날 아침 화장실에 다녀와서 재면, 대체로 원래 체중으로 돌아와 있다.

만약 아침 체중이 평소보다 늘었다면 살이 찌고 있다는 신호다. 이를 방치하면 안 된다. '조금 늘었으니 상관없겠지' 하고 방심하면 비만이 된다.

나도 가끔 아침 체중이 늘 때가 있다. 일시적으로 몸이 부었을 수도 있지만, 그날 안으로 조절되도록 신경 쓴다. 가장 조절하기 쉬운 것은 식사다. 붓기의 원인이 되는 염분과 함께 당질을 평소보다 줄이거나 간식을 먹지 않는다. 운동으로 칼로리 소모를 할 때도 있다.

3kg이 찐 후에 살을 빼는 것보다는 조금 쪘다 싶을 때 즉시 바로잡는 편이 낫다. 아침마다 체중을 재고 관리하면 살찌지 않는 습관이 든다. 이와 함께 허리 사이즈, 특히 배꼽 주변의 허리둘레를 체크하면 더욱 효과적이다.

CHCEK IT!

매일 아침 체중계에 올라 몸무게를 체크하자. 체중이 늘어나면 그날 안으로 조절하는 것이 가장 좋다. 더불어 허리둘레도 재보자.

아침에는 정해진 시간에 일어난다

기상 시간과 다이어트는 언뜻 관련이 없어 보이나 실제로는 그렇지 않다. 우리는 해가 떠 있을 때 활발하게 활동하고 밤에는 휴식(수면)을 취하는 생체리듬(체내시계)을 가지고 있다. 이 체내시계를 담당하는 것이 시계유전자다. 시계유전자에는 몇 가지 종류가 있는데 110쪽에서 소개한 '비말원(BMAL 1)'도 시계유전자의 일종이다.

이 시계유전자의 리듬에 맞춰 생활하면 에너지 대사가 높아져 근육 합성을 촉진하는 단백질이 늘어난다. 시계유전자의 리듬은 24시간보다 약간 길다고 알려졌다. 즉, 실제 시간과 약간 차이가 있다. 이를 재설정하면 시계유전자의 리듬이 24시간과 비슷하게 맞춰진다.

시계유전자의 리듬을 맞추는 방법은 매우 간단하다. 아침에 일어나 햇빛을 받으면 된다. 또 아침밥을 먹는 것으로도 재설정할 수 있다. 사람은 햇빛을 쬐면 시계유전자 리듬과 지구 자전의 리듬 차이를 원상태로 되돌리는 구조를 갖추고 있다. 그래서 아침에는 되도록 같은 시간에 일어나 햇빛을 받는 것이 중요하다. 휴일 기상 시간이 평일과 2시간 이상 차이나면 시계유전자의 움직임이 둔해지기 쉽다. 시계유전자의 움직임이 둔해지면 다이어트 효과에 지장이 생길 뿐만 아니라 쉽게 피곤해지고 수면의 질이 떨어지기도 한다.

건강을 위해서도 아침에는 되도록 같은 시간에 일어나 시계유전자를 재설정해야 한다.

CHCEK IT!

휴일, 주말에도 되도록이면 같은 시간에 일어나야
시계유전자의 리듬이 깨지지 않아 다이어트가 쉬워진다.

날씬해지면 입고 싶은 옷을 준비해 둔다

날씬했을 때 산 마음에 드는 옷을 살이 쪄서 못 입게 된 이후로 옷장 깊숙한 곳에 넣어두진 않았는가. 지금이야말로 그 옷을 꺼내야 할 때다. 이 옷을 다시 입겠다는 마음이 다이어트 의지를 높여준다.

과감하게 새 옷을 사도 좋다. 매장에서 눈에 확 들어온 몸에 딱 붙는 원피스나 슬림핏 청바지 등 멋스럽지만 살을 빼기 전에는 입을 수 없는 옷을 미리 사두자. '꼭 입고 싶다!', '그림의 떡으로 두고 싶지 않아!'라는 마음이 생겨 다이어트에 더욱 노력을 기울이게 된다. 이러한 옷을 눈에 잘 띄는 곳에 걸어두고 다이어트 중 가끔씩 입어보자. '전보다 입기 쉬워졌네', '지퍼가 조금 더 올라가네'라고 판단해 볼 수 있다. 나도 꽤 타이트한 청바지를 가지고 있는데 가끔 확인차 입어본다. '살이 찐 것 같은데?' 싶으면 즉시 입어보고 '이 옷이 들어가면 괜찮아' 혹은 '꽉 조이는데 식사에 신경 써야겠다' 하며 스스로 조절한다.

다이어트를 할 때는 셀프 이미지 메이킹이 매우 중요하다. '살을 확 빼서 입고 싶었던 옷을 입은 나'의 이미지를 떠올리면 포기하고 싶어질 때 마음을 다잡고 다시 노력할 수 있다.

처음에는 조금만 참자

　내가 소개하는 내장지방을 빼는 방법은 공복을 참아가며 힘든 운동을 하는 강도 높은 다이어트와는 달리 스트레스도 없고 간단히 날씬해질 수 있는 방법이라고 자부한다. 다만 '전혀 괴롭지 않은가'라는 물음에는 역시 아니라고 답할 수밖에 없다. 지금까지의 식사 습관, 생활 습관을 바꿔야 하기 때문에 약간의 절제는 필요하다.

　누구나 익숙해진 습관을 바꾸기는 힘들다. 하지만 이대로라면 평생 비만에서 벗어날 수 없게 된다. 그러니 처음에는 조금만 참아보자. 어느새 참는 일이 더 이상 참는 일이 아니게 되고, 습관으로 자리잡힌다. 이렇게 되면 이제 다이어트는 아무런 문제 없다. 나도 처음에는 좋아하는 당질을 자제하는

게 괴로웠으나 익숙해진 지금은 아무렇지도 않다. 새로운 습관을 만들어 적응하면 체중은 점차 빠지기 시작한다. 그때는 참는 일이 날씬해지는 기쁨으로 바뀔 것이다.

등받이 없는 의자에 앉아
등을 곧게 세우자

업무상 오랜 시간 앉아만 있는 사람이 많다. 오래 앉아 있으면 혈행이 나빠져 어깨결림이나 요통이 생길 뿐만 아니라 비만이나 생활습관병으로도 이어진다. 호주의 한 연구기관에 따르면, '앉아 있는 시간이 하루 4시간 미만인 사람과 비교해 11시간 이상 앉아 있는 사람은 사망 위험이 40%나 높아진다'고 한다. 앉아만 있을 때의 폐해를 조금이라도 줄이기 위해서 앉는 방법을 궁리해 보자.

나도 진찰할 때 앉아만 있기 때문에 등받이가 없는 의자에 앉아 등을 곧게 세우려고 신경 쓴다. 사람의 머리는 꽤 무거운데 성인 머리는 약 5kg으로 알려졌다. 이는 볼링공과 맞먹는 무게다. 그러니 의자 등받이에 기대앉아 머리 무게를 지탱하는 자세와 등을 곧게 세워 머리 무게를 지탱하는 자세에는 큰 차이가 있다. 의자 등받이에 기대앉으면 머리가 앞쪽으로 쭉 빠지는 자세를 취하게 돼 목과 어깨에 상당한 부담이 가게 된다. 반대로 등을 곧게 세워 머리를 지탱하는 자세를 취하면 어깨와 등 전체로 머리의 무게를 받치기 때문에 몸에 무리가 가지 않는다. 목에 가해지는 스트레스도 없어지고 어깨결림도 해소된다.

앉아서 일을 하는 시간이 길다면 등받이가 있어도 되도록 기대지 않게끔 신경 쓰자.

의자에 올바로 앉으면
체간을 기를 수 있다

올바른 자세로 앉을 때 얻게 되는 효능이 또 있다. 우선 체간(속근육, inner muscle)을 기를 수 있다. 체간이란 몸 속 깊은 곳에 있는 근육인데, 이 근육이 튼튼하면 기초대사가 올라가 에너지 소비량이 늘어난다. 또 어깨결림이나 요통도 없어진다. 체간을 기르는 운동은 여러 가지인데, 일부러 시간을 내지 않고 앉는 자세를 의식하기만 해도 단련할 수 있다.

올바른 자세로 앉으면, 가뿐히 일어나 움직일 수 있다. 등받이에 기대어 아주 편안하게 앉아 있으면 좀처럼 일어날 마음이 들지 않고 동작도 둔해지기 쉽다. 이런 작은 노력을 반복하는 일이 다이어트의 성패를 가른다.

또 올바른 자세로 앉으면 허리가 잘록해진다. 특히 여성이라면 잘록한 허리를 갖고 싶을 것이다. 잘록한 허리를 만들려면 복부 옆에 있는 복사근을 단련해야 한다. 서 있을 때는 물론이고 앉아 있을 때도 배가 안으로 들어가도록 배에 힘을 주고, 등을 곧게 펴 좋은 자세를 유지하자. 복사근이 단련되어 머지않아 잘록해진 허리가 눈에 띄게 된다.

CHCEK IT!

의자에 올바로 앉기만 해도 체간을 단련할 수 있다.
그 결과 기초대사가 올라가 에너지 소비량도 늘어난다.

몸을 자주 움직인다

평소에 많이 움직이는 사람치고 살찐 사람은 없다. 좀비 체조 외에도 집에 있을 때는 자주 움직이도록 신경 쓰자.

내 아내는 임신기간을 포함해서 한 번도 살이 찐 적이 없다. 아내는 집에 있을 때 잠시도 가만히 있지 않고 늘 몸을 움직인다. 정리정돈을 하거나 구석구석 닦는다. 여유가 있을 땐 골프 스윙 연습을 한다. 청소를 좋아한다기보다 깨끗한 것을 좋아한다. 이런 바지런함이 충분히 운동이 되고 있다고 생각한다.

가사노동도 운동이다. 청소나 세탁도 알고 보면 운동량이 상당하다. 시간이 있을 때 바닥을 닦거나 창문을 닦는 등 과감하게 집안 청소를 해보자. 가사에 기울인 노력에 대한 보상이 날씬한 체형이라면 해볼 만하지 않겠는가. 요리하는 중에도 물이 끓는 사이라든지 약간의 짬을 이용해 제자리걸음을 해볼 수 있다(다만 화상 등 다치지 않도록 충분히 주의하자).

평소에 몸을 자주, 많이 움직이면 자연스럽게 날씬한 체질로 바뀐다.

CHCEK IT!

집안일을 다이어트를 위한 시간으로 여기자. 자주 몸을 움직이면
자연스럽게 날씬한 체질로 바뀐다.

전신욕 또는 반신욕을
운동 습관과 연결짓는다

'땀을 흘리면 불쾌해', '옷 갈아입기 귀찮아'와 같은 마음이 운동 습관을 방해하는 경우가 적지 않다. 또 운동할 틈이 없을 때도 있다. 이럴 때 매일의 목욕 시간을 가벼운 근력 훈련 습관과 연결시켜 보자.

운동 습관이 있든 없든 누구나 목욕은 할 것이다. 그러니 목욕과 목욕 직전에 실시하는 운동을 세트로 인식해 버리자. 이렇게 하면 운동으로 흘린 땀을 바로 씻을 수 있고 옷도 금세 갈아입을 수 있다. 운동할 때 느낀 불쾌한 체온상승이나 피로감도 목욕 후에는 상쾌한 기분으로 바뀐다.

나는 저녁 식사 30~60분 후에 목욕을 하는데 그 직전에 5~10분 정도 가볍게 근력 운동과 좀비 체조를 한다. 가벼운 근력 운동으로는 슬로우 스쿼트 10회, 플랭크 30~60초, 크런치 10회를 하고, 마지막으로 좀비 체조를 5분 정도 한다.

처음에는 횟수가 적어도 괜찮고, 좀비 체조만 해도 충분하다. 부담 갖지 말고 꼭 시도해 보길 바란다. 매일 지속하면 근력이 생겨 기초대사가 올라가고, 덩달아 다이어트는 점점 속도를 내게 된다.

가족들과 함께 거주한다면 가장 마지막 순서로 목욕을 하면서 욕실 청소까지 하고 나오자.

완벽한 운동이 된다.

목욕 전 5~10분간 가벼운 근력 운동을 하면
다이어트 효과가 상승한다!

■ 슬로우 스쿼트 10회 ■

❶ 양발을 어깨 넓이로 벌리고 선다. 팔은 가슴 앞에서 교차시킨다.

❷ 천천히 의자에 걸터앉듯 8초간 허리를 낮춘다. 엉덩이가 의자에 닿기 직전
  에 멈추고 8초간 일어나 완전히 서기 전에 멈춘다.

❸ ❷로 돌아간다. 이를 10회 반복한다.

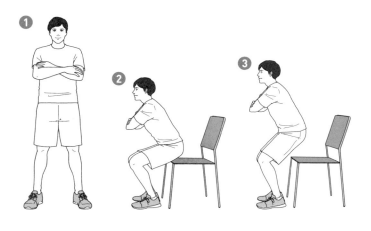

■ 플랭크 30~60초 ■

❶ 의자에 팔꿈치를 고정하고 다리는 쭉 펴서 발끝으로 버티고 서서 비스듬한 자세를 취한다(팔굽혀펴기는 하지 않아도 된다).

❷ 이 자세를 취한 상태로 배를 안으로 당기고 30초~1분간 자세를 유지한다. 이때 엉덩이를 들거나 허리를 낮추지 않도록 주의한다.

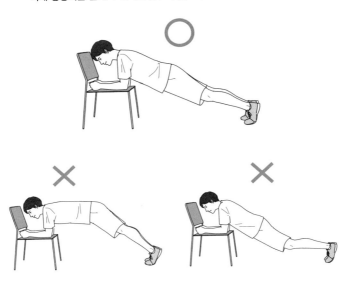

■ 크런치 10회 ■

① 의자에 걸터앉아 어깨 부분을 등받이에 기댄다.

② 손으로 의자 양끝을 잡은 상태에서 발을 바닥에서 땐다. 이때 무릎이 구부러져도 괜찮다.

③ 2초간 발을 나란히 붙여 올리고, 2초간 내린다.

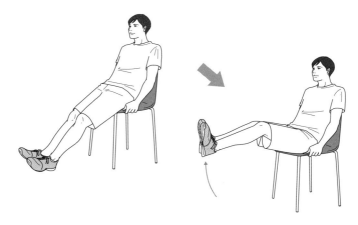

+ 좀비 체조(약 5분)

* 몸 상태에 맞춰 무리하지 않는 범위에서 실시한다. 체력에 자신이 없거나 다리와 허리가 약한 사람은 하지 않는 편이 좋다.

'좀비 체조&샤워'로 혈류를 좋게 한다

욕조에 들어가지 않고 샤워만 하는 사람이 더 많을 것이다. 하지만 샤워만으로는 몸이 따뜻해지지 않아 심부 체온을 충분히 높일 수 없다.

취침 전에 심부 체온을 높이는 일은 수면의 질을 위해서도 중요하다. 취침 전 올라간 심부 체온이 서서히 떨어지는 과정에서 푹 잠들 수 있기 때문이다. 부족한 수면은 만복중추와 섭식중추의 식욕 조절 기능을 방해해 과식을 불러온다. 또 수면 부족에서 오는 권태감은 낮 시간대에 운동하고 싶은 마음을 사라지게 한다.

즉, 다이어트를 위해서는 양질의 수면을 취해야 한다. 샤워 전에는 202쪽에서 소개한 가벼운 근력 운동 또는 좀비 체조를 실시해 보자. 시간이 없다면 좀비 체조만으로도 충분한 효과를 볼 수 있다.

운동에 의해 체온이 상승하면 혈류가 좋아진다. 이 상태에서 샤워를 하면 욕조에 몸을 담갔을 때와 같이 전신이 따뜻해져 심부 체온이 높아진다.

샤워만 주로 하는 사람은 꼭 좀비 체조와 샤워로 양질의 수면을 취해 효율적인 다이어트를 하길 바란다.

CHCEK **IT**!

목욕 전 '가벼운 근력 운동' 또는 '좀비 체조'로
다이어트 효과를 월등히 높이자!

목욕 후에 얼음물 한잔으로 대사를 올린다

목욕을 하며 땀을 빼면 수분이 빠져나간 상태가 된다. 이
때 차가운 물을 마시도록 하자. 가능하다면 얼음물을 추천한
다. '차가운 물은 몸을 냉하게 하지 않나?' 생각할 수도 있지
만, 다이어트를 위해서는 차가운 물이 좋다. 그 이유는 무엇
일까?

사람에게는 체온이 있다. 차가운 물을 마시면 몸은 물의
온도를 체온까지 올리려고 한다. 그 때문에 에너지를 사용하
게 된다. 물 끓일 때를 생각해 보자. 차가운 물을 끓일 때와
미지근한 물을 끓일 때 필요한 에너지 양이 다르다. 이와 마
찬가지로 따뜻한 물은 마셔도 에너지가 전혀 소비되지 않는
다. 하지만 차가운 물 1리터를 마신다면 물을 체온에 가까운

37도까지 올리기 위해 상당한 에너지를 사용하게 된다. 여기에 쓰이는 에너지는 체내 당분이나 지방을 태워 만들기 때문에 그만큼 대사가 올라간다.

그러니 목욕 후나 운동 후에는 차가운 물을 마셔보자. 다만 차가운 물을 한 번에 들이켜면 혈압이 상승하거나 위장에 부담을 줄 수 있으니 조금씩 천천히 마셔야 한다.

CHCEK IT!

목욕 후에는 얼음물 한 잔으로 대사를 올리자.
운동 후에도 차가운 물을 마셔야 다이어트에 좋다.

목욕 중 '자전거 페달 돌리기 체조'로
운동 효과를 배가한다

목욕을 병행한 다이어트는 누구나 할 수 있어 꼭 추천하고 싶다. 그런데 이보다 더 운동 효과를 배가하는 방법이 있다. 바로 욕조 안에서 하는 '자전거 페달 돌리기 체조'다. 방법은 매우 간단하니, 다음 쪽을 참고하길 바란다.

과감하게 움직여보자. 욕조 안에는 적절한 수압이 있어 에너지 소비량이 올라간다. 또한, 하반신에는 전신 근육의 60~70%가 몰려 있어 효율적으로 근육 단련을 할 수 있다. 자신의 몸 상태에 맞춰 무리하지 않는 선에서 실시해 보자.

현기증이 자주 일어나거나 고혈압인 경우 욕조에서 '자전거 페달 돌리기 체조'를 하지 않는 편이 좋다.

'자전거 페달 돌리기 체조' 하는 법

① 욕조에 몸을 담그고 양손을 욕조 테두리에 올리거나
   테두리를 잡아 몸을 안정시킨다.

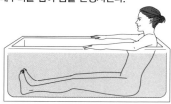

② 등을 쭉 펴고 자전거 페달을 밟듯 두 발을 움직인다.

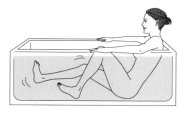

③ 1분간 지속한 후 30초 쉰다. 이를 3세트 반복한다.

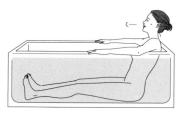

어디서나 할 수 있는
발뒤꿈치 들어올리기 운동

일상생활 중 할 수 있는 가장 간단한 운동을 소개한다. 바로 '발뒤꿈치 들어올리기 운동'이다. 방법은 배우 간단하다. 싱크대나 테이블, 혹은 벽을 잡고 발뒤꿈치를 들었다 내렸다 하기만 하면 된다.

이 운동은 하루에 1~5분, 3세트 정도 실시하는 것이 좋다. 힘을 준 상태에서 발뒤꿈치를 올리고 잠시 멈춘 후 내리는 일련의 동작을 통해 종아리 근육을 늘리고 수축시킬 수 있다. 종아리의 혈관은 중력을 거슬러 혈액을 심장으로 돌려보내기 위해 펌핑 작용을 한다. 이 운동을 하면 종아리 혈관이 수축과 이완을 반복하게 되어 펌프 기능이 촉진된다.

옛날 사람들은 일상 생활만으로 충분했지만, 운동 부족 상태에 빠지기 쉬운 현대인은 다리의 펌프 기능도 떨어지기 쉬워 의식적으로 발을 움직이는 일은 매우 중요하다. 발뒤꿈치를 들어올렸다 내리는 운동으로 혈액 순환의 정체 현상을 해소하면 지방 연소, 다이어트 효과도 기대할 수 있다.

발뒤꿈치 들어올리기 운동은 부엌에서 요리를 하면서, TV를 보면서, 누군가를 기다리면서 언제 어디서든 할 수 있다. 일하는 중에, 서서 접수를 할 때, 커피를 받을 때에도 해보자. 지하철 안에서도 손잡이를 잡고 해보자. 서서 일하는 사람이 이 운동을 적절히 시도하면 부종 해소 효과도 얻을 수 있다. 혹시 남의 시선이 신경 쓰이면 눈에 띄지 않도록 천천히 해보자. 혹은 좌우 번갈아가며 발끝으로 서도 좋다. 앉아 있을 때도 종아리를 늘리거나 발끝을 돌리며 조금이라도 발을 움직이도록 노력해 보자.

발뒤꿈치 들어올리기 운동

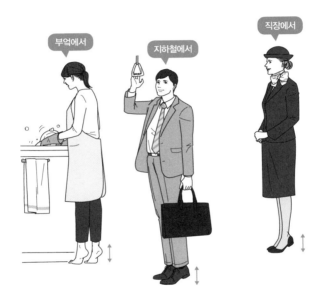

부엌에서

지하철에서

직장에서

언제 어디서나 발뒤꿈치를 들어올렸다 내리면 된다!

숨 들이쉬기로 툭 튀어나온 배를 없앤다

언제든 할 수 있는 간단한 운동을 한 가지 더 소개한다. 운동이라고 하기에 민망할 정도로 지극히 간단하다. 배와 등이 맞닿을 듯이 아랫배를 안으로 넣으며 숨을 들이쉬는 것이다. 배를 안으로 당긴 채 호흡은 평소처럼 자연스럽게 한다. 멈추거나 거칠어지지 않도록 주의하기 바란다. 또 숨 들이쉬기 운동을 실시할 때는 등을 쭉 편 자세를 유지하자. 단지 이뿐이지만 체간(속근육)을 단련하고 튀어나온 배를 없애주는 강력한 운동이다. 숨 들이쉬기 운동은 서 있을 때나 앉아 있을 때나 어디서든 할 수 있어 좋다. 걸으면서 실시해도 좋다. 나는 항상 주변 사람들이 내 배를 보고 있다는 긴장감을 갖고 평상시에 의식적으로 실시한다.

숨 들이쉬기 운동

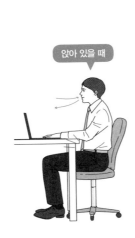

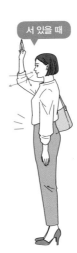

앉아 있을 때

서 있을 때

배를 안으로 당긴 채 곧은 자세를 유지하며 평소처럼 호흡한다

* '발뒤꿈치 들어올리기 운동'과 '숨 들이쉬기 운동'은 바쁜 사람도 어디서든 할
수 있는 강력한 운동이다.

쥐고 펴기 운동

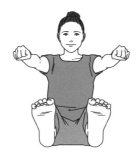

손가락과 발가락을 쥐었다 폈다 하면 된다

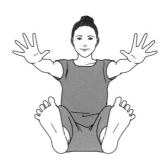

회사에서, TV 앞에서, 욕조 안에서 등 어느 때나 할 수 있다

몸 안에서 열을 만들어내라

흔히들 '냉한 상태는 다이어트에 매우 안 좋으니 몸을 따뜻하게 하자' 고 한다. '냉하면 대사가 나빠져 살이 찐다'는 뜻이다. 하지만 사람은 몸 이 냉해지면 따뜻하게 데우고자 지방을 태우게 된다. 체온을 높이기 위 해 에너지를 사용하는 것이다. 살아 있는 몸은 이러한 구조로 작동한 다. 207쪽에서 소개한, 차가운 물을 마시면 에너지가 소비되는 것과 같 은 원리다. 겨울에 춥다는 이유로 손난로로 몸을 따뜻하게 덥히면 어떻 게 될까. 내부에서 열을 만들 필요가 없어져 지방을 태우는 작용이 일 어나지 않는다. 몸이 열을 내는 일에 게으름을 피우게 되는 것이다.

특히 여성 중에는 몸이 냉해지면 괴롭다는 사람이 있지만, 외부에서 따 뜻하게 하기보다는 몸 안에서 열을 만들어내는 것이 중요하다. 이를 위 해서는 역시 몸을 움직이는 운동을 해야 한다. 움직이면 열이 발생해 몸의 안쪽에서부터 따뜻해진다. 냉한 여자가 아니라 열을 만드는 여자 가 되어보자. 손발이 얼음장처럼 차가운 수족냉증 증상을 보이면 왼쪽 페이지에서 소개한 '쥐고 펴기 운동'을 추천한다.

내장지방을 없애는
최강의 무기!
다섯 가지 최강의 간식

간식이 다이어트의 성패를 가른다

식사를 하려면 아직 멀었는데 벌써 배가 고파진 상황.
이럴 때 자신도 모르게 단 과자나 스낵류에 손을 뻗게 되면
다이어트 성공으로부터 멀어지게 된다.
참는 것도 좋지만 지나치면 다음 식사 때 과식을 하게 되어
오히려 식후 혈당이 급상승한다. 무엇보다 스트레스가 쌓이면
다이어트는 지속하기 어렵다. 그래서 간편하게 준비할 수 있고
당질은 낮되 포만감을 주는 간식을 추천한다.
내장지방을 없애줄 최강의 간식 다섯 가지를 소개한다.

잎새버섯을 넣은 강력한 다이어트 수프

먼저, 한 번에 많이 만들어놓고 두고두고 먹을 수 있는 잎새버섯 수프를 소개한다. 잎새버섯은 느타리버섯과 모양이 비슷한 버섯으로, 맛이 좋고 칼로리와 당질이 낮아 다이어트 중 간식으로 적당하다. 잎새버섯에는 당 흡수를 막아주는 수용성 식이섬유가 풍부하고, 당질 분해 효소인 알파 글루코시드(α-glucoside)를 저해하는 성분이 있어 식후 혈당이 급상승하는 것을 막아준다. 다이어트에 효과적인 잎새버섯의 성분을 간편하게 섭취하기 위해서는 수프를 추천한다.

만드는 방법은 다음과 같다. 잎새버섯 100g을 다진 후 물 300ml를 넣어 20분 정도 달인 다음 소금과 후추로 맛을 내면 완성된다. 잎새버섯 달인 물에는 다이어트에 효과적인 성분이 다량 함유되어 있다. 많이 만들어두고 냉동실 얼음틀이나 지퍼백에 넣어 얼려두면 약 1개월간 보존할 수 있다. 출출할 때 데워 마시거나 찰보리를 토핑으로 넣어 수프로 만들어 먹어도 좋다.

토마토 아마자케

다음으로 소개하는 간식은 토마토 아마자케(甘酒, 한국의 식혜와 비슷한 일본 전통 발효 음료 – 옮긴이)다. 만드는 법은 간단하다. 토마토 주스와 시판 아마자케를 2:1 분량으로 섞기만 하면 된다. 산미와 감미의 균형이 잘 어우러져 토마토 주스를 잘 못 마시는 사람도 쉽게 마실 수 있고 출출할 때 편안해질 수 있는 음료다.

토마토 주스는 저당질이면서도 지방 연소 작용이 있는 건강 성분인 '13-oxo-ODA'를 다량 함유하고 있다. 다만 토마토 주스만으로 공복감을 완화시키기엔 무리가 있다. 그래서 아마자케를 추가하면 좋다. 아마자케에는 아미노산, 비타민B군, 미네랄 등이 풍부하게 들어 있고, 아마자케에 함유된 식이섬유와 올리고당이 장내 유익균을 늘려 배변 활동을 원활하게 해준다. 배변을 하면 변과 함께 오래된 담즙산이 몸 밖으로 배출되어, 새로운 담즙산 합성이 촉진된다. 담즙산은 지방을 태우는 사령탑 작용을 한다고 밝혀졌다.

토마토 주스와 아마자케의 수용성 식이섬유는 아마자케에 함유된 포도당의 흡수를 억제하기 때문에 토마토 아마자케는 다이어트에도 큰 도움이 된다. 여름에는 차게, 겨울에는 따뜻하게 마셔보자.

케이크 낫토

'케이크 낫토'라니 약간 어리둥절할지 모르겠으나 낫토는 나의 비밀 병기라고 할 수 있는 간식이다. 다만 먹는 법을 달리하는 것이 필요하다. 우선 섞지 않고 팩에 담긴 그대로 먹는다. 섞어서 끈적끈적해지면 밥을 넣고 싶어지기 때문이다. 사각형 모양 그대로, 케이크처럼 포크나 스푼으로 떠먹는다.

이때 조미료는 삼가자. 나는 낫토에 간장 대신 마요네즈를 넣어 먹는 것을 좋아한다. 마요네즈가 칼로리는 높지만 당질은 적은 편이라 소량이면 문제없다. 먼저 한 팩을 먹고 10분 뒤에도 여전히 배가 고프다면 1팩을 더 먹자. 그래도 배가 고프다면 1팩 더 먹어도 괜찮다. 10분의 시간차가 중요하다.

낫토 하면 혈액의 흐름을 좋게 하는 효과가 있는 것으로

유명하나 여기에는 약간의 오해가 있다. 낫토에 함유된 낫토 키나제에는 뇌경색이나 심근경색의 원인이 되는 혈전을 녹여 혈액의 흐름을 좋게 하는 효능이 분명 있다. 다만 이는 시험관 속의 이야기다. 경구 섭취할 경우 체내에서 아미노산에 분해되어 흡수되어 버린다. 낫토키나제 상태로 혈액 속을 흐르지 않는 것이다.

그러니 낫토를 먹어도 혈전을 녹이는 효과는 기대할 수 없다. 하지만 낫토는 항산화 작용이 있는 사포닌이나 미네랄류, 식이섬유 등이 풍부한 영양 만점인 발효식품이다. 몸에 좋은 것은 분명하니 많이 먹도록 하자.

찐 콩을 넣은 즉석 수프

편의점에 가면 다양한 인스턴트 수프가 있다. 다 맛있고 간편하게 먹을 수 있지만, 공복을 해소하기에는 약간 부족한 감이 있다. 특히 배가 출출할 때에는 좀 더 포만감이 들었으면 좋겠다고 생각하게 된다.

이럴 때 수프에 찐 콩을 넣어 먹어보자. 찐 콩을 넣은 즉석 수프를 먹으면 콩을 다 씹어먹을 때까지 시간이 걸린다. 그사이 공복감이 줄어들고 포만감이 생긴다. 영양 균형도 훨씬 좋아진다. 식이섬유, 단백질, 비타민, 미네랄은 물론 뼈에 좋은 이소플라본(isoflavone)까지 섭취할 수 있다. 콩은 각종 수프와 궁합도 잘 맞는다.

과일, 견과, 치즈

과일에는 과당이 함유되어 있지만 혈당을 심하게 높이지는 않는다. 과일의 일부는 포도당으로 변환되지만 대부분은 과당인 채로 흡수되어 간에서 직접 대사되기 때문이라고 한다. 다만 감, 포도, 멜론, 수박 등 단맛이 강한 과일은 혈당을 높인다는 보고가 있으니 피하는 것이 좋다.

과일은 비타민, 미네랄, 식이섬유가 풍부해서 잘 고르면 매우 좋은 간식이 된다. 찐 콩에 질리면 요구르트에 과일을 토핑으로 넣어 먹어도 좋다. 다만 한 가지, 과당은 혈당을 높이지 않지만 체지방이 되기 쉬우니 너무 많이 먹지 않도록 하자.

그 외에 견과나 치즈도 혈당 상승을 막아주고 씹는 맛이 있어 추천한다.

혈당을 크게 높이지 않는 추천 과일 리스트

■ 추천 과일 ■

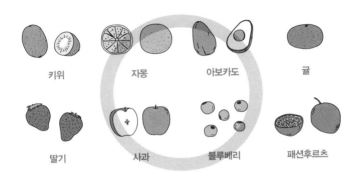

키위
자몽
아보카도
귤
딸기
사과
블루베리
패션후르츠

■ 비추천 과일 ■

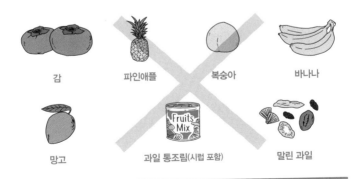

감
파인애플
복숭아
바나나
망고
과일 통조림(시럽 포함)
말린 과일

그깟 체형?
체형을 바꾸면
당신의 인생이 빛난다

이제는 납득할 수 있는
'내가 살찌기 시작한 이유'

나는 어릴 때부터 날씬했고 체중이나 체형을 신경 쓴 적이 단 한 번도 없었다. 계속 운동을 했던 것도 영향이 있었을 것이다. 대학 시절 테니스를 했는데, 말 그대로 엄청나게 먹었다. 돈가스 가게에서 공깃밥을 3그릇이나 더 시킨 적도 있다. 그래도 살은 전혀 찌지 않았다. 나는 내가 살이 찌지 않는 체질이라고 굳게 믿었다.

하지만 내 생각과 달리 대학교 졸업 후 생활 습관이 급변하면서 내 몸에도 변화가 생기기 시작했다. 대학병원의 스케

줄은 가히 살인적이었다. 낮에는 환자 회진 및 검사와 진료로, 밤에는 학회 발표 준비며 낮에 진료했던 환자들을 위한 치료 준비 등으로 늘 시간에 쫓겼다. 아침부터 밤늦게까지 쉴 틈이 없었다. 물론 점심을 먹을 짬도 없었다. 겨우 일을 마치고 선배나 동기들과 식사를 한 시간이 심야 시간대였다. 그 시간에 병원 주변에서 문을 연 곳은 중국집밖에 없었다. 배고픔이 한계에 달해 볶음밥, 라면, 만두를 맥주와 함께 흡입하듯 먹었다.

지금에 와서 생각해 보면 혈당치를 갑자기 확 상승시키는 최악의 식사법이었다. 당시에는 당질 제한이라는 개념도 없던 시기여서 그날의 피로를 풀고 공복감을 채우기 위해 아무 생각 없이 먹고 마셨다.

당연한 결과지만 살이 찌기 시작했고 60kg대였던 체중이 어느새 70kg을 훌쩍 넘겼다. 하지만 그때는 아직 '약간 통통해졌나?' 정도로만 인식했고, 그다지 신경 쓰지 않았다.

결혼식을 2개월 앞두고 생긴 충격적인 일

그 후 결혼을 앞두고 아내의 고향에 인사를 하러 갔다. 그때 결코 잊을 수 없는 일이 벌어졌다. 고베에서 부모님과 친척들, 그리고 아내의 고향 친구들을 만나 축하를 겸한 모임을 가졌는데, 아내 친구 중 한 명이 내게 "꽤 통통하시네요"라고 말했다. 난생처음으로 통통하다는 평가를 받았다.

나는 전에 비해 약간 살이 쪘다고만 생각했지, 타인으로부터 '살이 쪘다'든가 '통통하다'는 말을 들은 적은 단 한 번도 없었다.

통통하다는 말을 처음 본 여성한테서 들을 줄은 상상도 못했다. 나는 상당히 충격을 받았다. 물론 그 사람은 별다른 의도 없이 단지 솔직한 느낌을 말했을 것이다. 하지만 아직 어렸던 나는 그 말에 반발심이 생겨 2개월 후 있을 결혼식 때까지 반드시 살을 빼겠다고 결심했다.

그때 내가 밀어붙인 다이어트는 하루를 바게트빵 1개와 물만으로 버티는 무모하고 비효율적인 방식이었다. 빵을 좋아했던 나는 바게트빵이 씹는 맛이 있으니 다이어트에 적합하다고 생각했다. 이제 와서 생각하면 빵만 먹어 혈당치가 오히려 급상승했을 테니 다이어트에는 최악인 방법이었다. 의사였다고는 하나 당시에는 지금과 같은 다이어트 지식도 영양학 지식도 없었고, 단지 '섭취 칼로리만 낮추면 된다'는 단순한 생각에 따른 행동이었다. 빵 1개로 격무를 마치고 주말이면 당직까지 서던 나날이었다. 처음 1개월째는 살이 쑥쑥 빠졌다. 10kg은 빠졌던 것 같다. 결혼반지가 손가락에서 쑥 빠져나가 어쩔 수 없이 새로 샀고, 결혼식용으로 준비한 턱시도 역시 두 사이즈 줄였다.

이렇게 맞이한 결혼식 당일, 내게 통통하다고 말했던 여성이 슬림한 턱시도를 딱 맞게 갖춰 입은 나를 보더니 "우와, 날씬해지셨네요!"라며 놀라워했다. 이 말을 들은 나는 마음속으로 '거봐!' 하고 승리의 포즈를 취했다. 지금 생각하면 살을 너무 빼서 안색도 안 좋았을 게 뻔한데, 그때는 크게 만족했다.

무리한 다이어트로 인한 결과

하지만 무리한 다이어트의 폐해는 금세 나타났다. 결혼식

후 축하 자리에서 전골을 좀 많이 먹었는데, 다음날 온 몸에 두드러기가 났다. 그때까지 음식으로 인해 두드러기가 난 적이 없었는데 난생처음 일어난 일이었다. 그날 학회가 있어 무리해 가며 회장에 갔는데, 의사 동기들이 온 몸에 두드러기가 난 나를 보고는 놀란 입을 다물지 못했다. 동기들은 지금 학회에 참석할 때냐며 나를 집으로 돌려보냈다.

무리한 다이어트는 내가 생각했던 것 이상으로 몸에 부담을 주었다. 저단백질 상태가 장기간 이어진 탓에 몸이 부었고, 컨디션도 계속 좋지 않았다. 피부는 거칠어졌고 머리카락까지 얇아졌다.

요요현상으로 인생 최대치 체중을 기록하다

그 다음부터는 요요현상이 쭉 이어졌다. 결혼 후 아내와 함께 개업을 했는데(아내도 나와 같은 의사다), 감사하게도 개업 직후부터 환자들이 많이 와주어 상당히 바쁜 시간을 보냈다. 아침부터 오후 진료가 끝날 때까지 쉴 틈이 없었다. 한번 앉으면 12시간 정도 계속 앉아 있었다. 온종일 바삐 움직인 것은 오로지 입뿐이었고, 화장실도 제때 못 갔다. 점심시간도 따로 낼 수 없어 또다시 점심을 걸렀다.

아침은 푸짐하게 실컷 먹고, 낮에는 먹지도 마시지도 않고 일만 했다. 밤에는 공복 상태에서 맥주를 마시며 과식을 했다. 대학병원 근무 때와 별반 다를 바 없는 식생활이었다. 업무와 관련된 외식 자리도 많았는데, 당시에는 건강도 의식하지 않고 메뉴를 골랐다. 지금은 거의 가지 않는 라멘 가게에도 자주 갔고 라멘 국물까지 싹 다 비웠다.

이러한 생활을 지속하자 체중이 점점 늘어 마침내 정점을 찍었다. 8쪽의 배불뚝이 체형 사진이 이 시기에 촬영한 것이다. 이때 내 나이 36세였는데 혈관 연령은 45세였다. 참고로 56세인 지금의 혈관 연령은 28세다.

'이대로 있어서는 안 되겠다' 굳은 마음으로 다이어트 시작

바쁜 나날을 보내던 중 대사증후군이 염려된다는 진단이 나오고, 환자에게 다이어트 지도를 해야 하는 일도 늘어났다.

또 이 무렵부터 TV와 잡지 등 미디어 관련 일이 하나둘씩 들어오기 시작했다. '이대로 있어서는 안 되겠다.' 환자들의 다이어트를 지도해야 할 입장이고, 또 여러 사람 앞에 설 기회가 많아졌는데 '살찌고 배까지 나온 의사'여서는 안 될 말이었다. 다이어트를 해야겠다고 마음먹었다.

가장 먼저, 내가 무엇을 많이 먹는지 식생활을 되돌아보았다. 역시나 밥과 빵 등 당질을 너무 많이 섭취하고 있었다. 그래서 일단 당질을 반으로 줄이기로 했다. 당시만 해도 아직 '당질 제한'이란 개념이 정립되지 않은 때라 나 스스로 떠올린 것이었다. 당질을 반으로 줄이자 처음에는 힘들었지만 차츰 익숙해졌고 체중도 줄어들기 시작했다. '이렇게 하면 되겠구나' 하고 또 반으로, 다시 또 반으로 줄이며 점점 당질을 줄여나갔다. 그러자 식사량도 점차 줄기 시작했다.

이번에는 결혼식 때와 같은 무리한 다이어트 대신 단백질과 비타민 등 필요한 영양을 제대로 섭취했기 때문에 몸 상태도 좋았고 무리 없이 살을 뺄 수 있었다. 그러자 날씬해지는 일이 재미있게 느껴졌다. 게임을 하듯 체중을 줄여 한때는 62kg까지 뺐다. 몸무게가 가장 많이 나갔을 때와 비교하면

17kg이나 뺀 셈이다. 60kg까지도 갈 수 있을 것 같았다.

거울에 비친 충격적인 모습

그러던 어느 날 다이어트에 성공했으니 분명 멋진 몸매가 되었으리라 믿고 화장실 거울 앞에 섰다. 실은 그때까지 내 몸을 온전히 바라본 적이 없었다. 그런데 거울에 비친 모습에 큰 충격을 받았다. 뼈와 피부만 남은 앙상한 노인처럼 빈약한 몸이었다. 내 눈을 의심했다.

지방이 빠지면서 근육도 빠진 상태였기 때문에 상당히 보기 흉한 체형이 되어버렸다. '이대로는 사람들 앞에서 옷을 못 벗겠는데!' 하고 초조해졌다.

그때 우연히 아들이 들어와 나는 다시 한번 놀랐다. 체형이 전혀 달랐다. 당시 아들은 한창 근육 운동을 하고 있어서 앞가슴 쪽이 두터웠고, 내 아들이지만 스타일이 굉장히 좋았다. 티셔츠만 입었는데도 세련되어 보였다. 나도 팔에는 어느 정도 근육이 있었지만 가슴은 전혀 달랐다. 좀 충격이었다. 10대인 아들을 질투해서 이겨보겠다는 것은 아니었지만 나도 앞가슴 근육을 좀 더 키우고, 복부 근육이 또렷이 드러나는 멋진 몸을 만들고 싶어졌다.

그래서 아주 조금 섭취 칼로리를 늘리는 동시에 운동을 열심히 하기 시작했다. 50세에 접어들었을 때의 일이다.

몸을 바꾸기 시작하니
눈에 띄게 젊어졌다!

먼저 스포츠 센터에 등록해 근육 운동을 시작했다. 처음에는 혼자서 여러 가지 운동을 시도했고 나름대로 근육이 생기기 시작했으나 어느 시점부터는 혼자 하는 것에 한계를 느껴 트레이너의 도움을 받았다. 현재는 주 2회, 회당 40~50분 정도 트레이닝을 받는다. 주로 하는 운동은 10종류 정도로 덤벨, 스쿼트, 복근, 플랭크, 벤치프레스, 턱걸이 등이다. 또 스포츠 센터에서 하는 것과 별도로 주 2회 3~4km 정도 뛴다.

물론 일반적으로는 이렇게 강도 높은 트레이닝을 할 필요는 없다. 나는 취미라고 할까, 그냥 내가 좋아서 한다. 최근에는 제법 근육이 붙기 시작해 앞가슴도 두터워졌다. 근육이 생긴 만큼 체중은 1kg 늘었다.

턱걸이를 할 수 있게 된 것이 무엇보다 기뻤다. 살이 쪘을 때는 턱걸이를 해볼 생각도 안 했다. 턱걸이를 할 수 있게 되면 왠지 그것만으로도 갑자기 젊어진 기분이 든다. 골프 치러 가서도 적당한 나뭇가지를 발견하면 매달려보고 싶은 충동에 사로잡힌다.

'남한테 보여줄 수 있는 몸'까지는 아니지만 어느 누가 봐도 그럭저럭 창피하지 않을 몸을 만들었기 때문에 골프장 목욕탕이나 온천에 가서도 당당하게 있을 수 있다. 신기하게도 그저 마르기만 했을 때보다 근육을 키우고 나서부터 나이보다 젊다는 말을 많이 듣게 되었다.

얼마 전 골프를 치러 갔을 때 나보다 어린 사람들과 함께 라운드를 하게 되었는데 모두들 내게 반말로 말을 걸어왔다. 초면에 반말을 듣는 게 기분 좋은 일은 아니지만, 나를 어리게 봐서 실수한 것이라고 그들 중 한 명이 나중에 조용히 사과했다. 물론 나는 미소를 지어 보였다. 취미로 골프를 쳐왔으나 나이가 드니 젊었을 때만큼은 못 치겠다고 한탄하는 사람이 많은데, 나는 비거리를 늘리려고 노력 중이며 젊은 사람들처럼 활기차게 경기에 임하려고 신경 쓴다(기술적인 미숙함은 봐주면 좋겠다).

또 동년배들과 같이 있을 때 한 여성에게서 "모두 같은 나이라고요? 아무리 봐도 이케타니 선생님은 다른데요!"라는 말을 듣고 으쓱했던 적도 있다. 어리게 보여서 불쾌한 기분이 드는 일은 거의 없다.

나이가 들면 더욱 그렇다. 결코 자랑이 아니다. 누구나 건강하고 날씬해지면 회춘이 덤으로 따라온다. 대사증후군으로 노화가 찾아왔던 내가 해낼 수 있었으니, 의욕이 생기면 누구나 할 수 있다고 말해 주고 싶다.

이 책의 서두에서 '날씬하고 탄력 있는 몸을 얻게 되면 인생은 놀라울 정도로 즐거워진다'고 강조한 말은 나의 체험에서 우러나온 말이다.

50대부터라도 바뀐 덕분에 나는 큰 자신감을 얻게 되었다. 동시에 '왜 전에는 모르고 지냈던 걸까'라며 후회하기도 한다. '30대에도 날씬했더라면 더욱 즐거웠을 텐데'라고 생각하기 때문이다. 여러분은 나와 같은 후회를 하지 않았으면 한다.

겉모습은 자신감과 연결된다

살을 빼고 날씬해지니 다양한 일에 도전해 봐야겠다는 의욕이 샘솟는다. 어디든지 흔쾌히 나서게도 된다. 지금은 온천에 가는 것도, 여름에 수영장 가는 것도 즐기게 되었다. 근육이 붙은 덕분인지 골프 비거리도 늘었다.

또한, 옷 고르는 일에도 큰 변화가 생겼다. 날씬해지면 지금까지 입을 수 없었던 옷을 입게 되어 옷 고르는 재미가 생긴다. 살이 쪘을 때에는 패션에 대한 흥미가 사라졌는데, 아마 멋부리는 데 한계가 있어 그랬을 것이다. 날씬해지면 티셔츠 한 장만으로도 멋을 낼 수 있어 옷 고르는 일이 상당히 편해진다. 나는 다이어트에 성공한 이후로 티셔츠나 폴로셔츠에 통이 좁은 바지를 핏하게 입을 때가 많아졌다. 살이 쪘을 때는 배가 툭 튀어나와 여기저기 숨겨야 할 부분이 많아서 이런 캐주얼 차림으로는 도저히 나갈 수 없었다.

그깟 체형? 실은 정말 중요한 체형!
빛나는 인생을 손에 넣자

스타일이 날씬해지면 새로운 인생을 얻게 된다. 최근에는 감사하게도 환자들이 '선생님을 목표로 삼겠어요!'라고 말해 주어 더욱 자극이 된다.

매일 100명이 넘는 환자가 내가 운영하는 병원을 찾아오는데, 그 중 많은 분들이 나날이 젊어지고 있다. 특히 여성은 나이와 상관없이 점점 예뻐지고 반짝반짝 빛이 난다. 누구나 날씬한 몸을 얻게 되면 인생이 바뀐다. '그깟 체형'으로 볼 수도 있지만 실은 '정말 중요한 체형'이다.

누구나, 몇 살부터 시작해도 늦지 않다. 나는 50세에 시작했다. 물론 60대, 70대, 그 이상의 연배라도 괜찮다.

자, 이제부터는 여러분이 날씬해져 빛나는 인생을 손에 넣을 차례다!

이케타니의원 원장
의학박사 이케타니 도시로